讃岐の医学と蘭学

西岡　幹夫著

目次

一、讃岐の医学

僧空海（七七四—八三五）は唐に留学し、当時の医方（医術）も学んで帰り、これら医術の恩恵を讃岐の人々も受けたに違いない。根香寺、一宮寺、屋島寺など霊場においては、医療と信仰が同時におこなわれたといわれている。この時代は祈祷、まじない、護摩修法などが主であったことは言うまでもない。

鎌倉時代は仏教医学と僧医の最盛期で、仏教の普及の手段として救護事業が広まり、民衆も医療の恩恵を受けるようになった。謝礼を受ける医業が誕生するのはこの時代とされる。鎌倉末期の戦乱期には金創医（金瘡医ともいう）が誕生し、また、外科、産科が独立した。

戦国時代はキリスト教の布教活動の中で、ポルトガル人やスペイン人などが伝えた外科医術、金瘡術などが伝来し、各地に南蛮病院が設立された。また、このルート以外にも南蛮医学は導入される。肥後の栗崎道喜《どうき》は家の没落により長崎に逃れ、南蛮人に預けられ、九歳の時、ルソン島（スペインの植民地）に渡り、二十余年、医学を学び帰国して、栗崎流外科を起こす。また、ポルトガル人の宣教師フェレイラ（日本名・沢野忠庵）とその一統も西流外科として一門を張っている。

讃岐においても、戦国時代の細川家や生駒家の頃には、戦いによる外創の治療が内科的、また外科的に行われたに違いないが、その詳細な記録はない。医者は方外の徒と言われ、僧侶や儒者と共に、諸記録から除かれていたらしい。ただ、生駒家士分限帳の中には二十石七人扶持・医師久庵、五人扶持・医師春帆などの名がみられる。何れも僅かな俸給である。

当時、我が国の医療は後世派が主流を占めていた。つまり、後世派は中国の金・元時代の李朱医学を学んだ田代三喜《たしろさんき》を学祖とし、三喜に学んだ曲直瀬道三《まなせどうさん》（一五〇七―一五九五）は啓廸院《けいてきいん》を設け、八百余名の門弟を教え、一派を作り、日本医学中興の祖と言われている。しかし、江戸初期には、李朱医学の形而上学的な理論は批判され、古い時代の単純な医療に戻るべきだとする古方家があらわれ、名古屋玄医（一六二八―一六九六）は古医方を広めた。

この頃の讃岐における医療に関する資料は多くない。寛永十九年（一六四二）、初代の藩主松平頼重の入国の際に、医者として神谷梅庵（?―一六四二、頼重の侍医、禄三百石）らを伴ってきた。その初期に活躍した藩医、また、町医師として、駒井心山（一六三〇―一六九二、京都の林一之進に医学を学ぶ）、平野春忠（?―一六九八、水戸から来た医家、三代目は田町（高松市）で民間の薬を扱う）、福住道祐（?―一六九九、儒者で医者、蔵書のすべては披雲閣文庫孝信閣に寄贈される）、兼康祐庵（?―一六五五、口中科、代々奥医師）、雨森三哲（一六六七―一七二二、儒医）、玉越元閑（?―一七〇六、表医師）らの名前が記録に残っている。

一方、生駒家の頃から、秋田屋（薬種商、高松市通町）があり、薬草を取り扱っていたらしい。また、百間町（高松市）の播磨屋（小間物商）の名も見られる。一六八二年、高松藩二代目藩主松平頼常は薬草を栽培し、士民の病苦を救う。また、五代頼恭は多くの優れた者を儒学や医学に取り立てたり、平賀源内に命じて薬草園を栗林荘に作り、領内から薬草を集め薬剤の研究をさせた。

江戸中期になると、後世派に変わり古医方が台頭し、後藤艮《こん》山ら、さらにその門下の吉益東洞《とうとう》（腹診を体系化し、体内の毒を除く攻撃療法）や吉益南涯らが活躍した。その後、香川修庵らの診科、賀川玄悦の産科、さらに、眼科、鼻科、児科、口中科、鍼科などいろいろな診療科が発展する。

その頃の讃岐の医家として、菊池仲山（一六八六―一七六八、岩佐榮に医学を学ぶ）、辻義賢（一六八五―一七六二、藩最初の外科医、侍医）、長尾良安（?―一七五五、藩医）、米沢雪庭（?―一七一六、町医者、宮脇村に祥福寺を建立）、手塚光長（町医者、眼科、目薬を売る）、望月三英（一六九七―一七六八、幕府医官、奥医師、栄誉の象徴である法眼となる）、長尾宗益（?―一七五七、奥医師、侍医）らの名前がみられる。その他、江戸末期までに活躍した百余名の医師の記録がある。

今度、讃岐地方の御典医として知られている多度津藩医三谷家並びに高松藩医鷺岡家を訪ね、江戸時代の古医書を拝見した。

三谷家には香川修庵（一六七八―一七五五）著の「傷寒論（全）」（正徳十二年（一七一五）出版）がある。これは「註解傷寒論」（金時代、成無己著、現存する傷寒論の最も古い註解書）の原文を論述したものらしい。なお、原著「傷寒論」（張沖景著）は後漢時代に書かれ、病因別にまとめられた最初の治療書で、古来、漢方医、特に古方派の聖典とされている。香川修庵は後藤艮山より古医方を、伊藤仁斎より儒学を学び、「儒医一本説」を唱え、また、実験によって薬効を裏付けることの重要性を説く。

さらに、「眼目論」（馬嶋賢喜　大智坊、馬嶋賢盛著、寛永二年（一六二五）出版）が目に付き、これは眼の病理、診断法、眼病と五臓との関連性、治療法、食事療法等が記されている。また、「産論翼」（香川玄迪著、安永四年（一七七五）出版）には、驚くことに、讃岐ゆかりの柴野栗山（寛政の三博士の一人）が序文を書いていた。香川流産科は隆盛を極め、全国の産科医の九割が属していたらしい。

鷺岡家では、張沖景著で先の「傷寒論」と対をなす「傷寒論病論」の「雑病」の部、「金匱要略《きんきようりゃく》」があった。人体は一つの有機体と考え、各臓器との関連において発病の機序、治療法の原則（経路・脈法など）を説く。なお、「傷寒論」は主に熱性病の治療法を述べているのに反し、「金匱要略」では、慢性病の治療や食事療法をまとめている。鷺岡家の本書は出版年等不明であった。

また、山田図南（一七四九―一七八七）の「傷寒論集成」（享保二年（一八〇二）出版）もあり、この時代の医家の傷寒論に関する解釈が述べられている。山田図南は古医方の泰斗、後藤艮山に私淑し、「傷寒論」の復古考証的研究に精力を注いだ。

後世派の味岡三伯に入門した岡本一抱（一六五四―一七一六）の著「図録　和語本草網目」（元禄

十一年（一六九八）出版）は貴重な医書と言えよう。これは明の医学者李時珍の「本草綱目」に記載される薬草に日本の呼び名を付け、さらに、一抱が自分で描いた図を加えた。本書は「広益本草大成」とも呼ばれ、「黄帝内経《こうていだいけい》」の思想によって薬物の解説がなされ、当時、注目されたらしい。彼は正得五年（一七一五）、「医学治方大全」も著す。なお、一抱は江戸文学を代表する近松門左衛門の実弟で、多々エピソードを残している。

その他、緊急時の対処法を説いた「救急選方」（多紀元簡著）、「傷寒論」の主要な薬方を解説した「類聚方議」（吉益東洞《とうとう》著）、また、オランダの薬草を解説した「紅毛直伝吉雄流本草和解」（吉雄耕牛著）なども興味深かった。両医家に現存する医書のいくらかは高松歴史資料館、第六十一回企画展「久保桑閑とその時代」（平成二十四年九月十五日～十月二十八日、於　サンクリスタル高松四階）で展示された。

以上から、讃岐において、中国の典型的な医書のみならず、それらを解釈した古方家や後世派の書物、並びに眼科や産科など、いろんな医書が読まれていることがわかる。これら貴重な古医書は当時の讃岐の医学を知る上で、きわめて有意義な資料と言えよう。

二、長崎遊学した学究の徒

一六三九年、三代将軍家光が鎖国を実施し、オランダ人や中国人以外の入国が禁止された。しかし、オランダは長崎出島の商館において交流を続け、また、商館長の江戸参府には商館医も随行し、彼等を通して蘭学や医学が紹介される。また、通詞が蘭学者や蘭方医となり、大きな影響を及ぼす。一六四九年には、カスパル（オランダの医師、商館医）が来日し、江戸で医術を教え、後に、カスパル流外科と呼称され、これは幕末まで伝承される。

さらに、一七二〇年、八代将軍吉宗は宗教関連以外の蘭書の輸入を認めた。さらに青木昆陽や野呂元丈に命じて蘭学を学ばせ、蘭学は若者層にも浸透し、これは蘭学勃興への足掛かりとなる。一七七四年、我が国最初の西洋医学の翻訳書である前野良沢、杉田玄白の「解体新書」が刊行され、これを契機に西洋文化への関心が高まり、展開していく。この時期を日本のルネッサンスと呼ぶ人がいるが、まさに当を得た表現と言えよう。

諸外国の文化や学問は長崎を通じて日本に伝えられたが、その知識を長崎で直接習得したいという学究の徒が跡を絶たなかった。当然と言えば当然と言えよう。「長崎遊学者事典」（平松勘治著）によると、遊学者の数は一、〇五二名の多きにのぼる。本書には遠方の長崎の地に、何時頃、何処から、如何なる目的で、何人の学徒が出かけたか、また、帰国後の事蹟などが書かれており、当時を知るためにもたいへん貴重な資料である。

この調査は、長崎ゆかりの先人たちの偉業を後世に残すための事業の一環で、全国都道府県立図書館長に長崎留学者の実態を調査回答してもらい、それをまとめたものという。遊学者の中には途中で挫折し、また、病で倒れる人もいて、さらには、遊学後の事跡の明らかに出来なかった人々もいたであろう。したがって、平松氏が指摘しているように、遊学者の実数は本調査の結果よりもはるかに多いに違いない。ここでは、先ず、我が国の近代化の礎になった全ての長崎遊学者の遺徳をしのび、心から敬意を払いたい。

遊学者の出身地、香川県はベスト五

長崎遊学者事典によると、遊学者は多い順に九州、中国、中部、東北、四国、関東、近畿、北海道である。長崎に距離的に近い九州、中国が多いものの、全国津津浦浦から学究の徒が集まったことがわかる。それにしても、遊学者が中部や東北地方にも多いのは何故であろうか。

長崎遊学者の出生地

1	九州	262	名（24.9 ％）
2	中国	204	名（19.4 ％）
3	中部	147	名（14.0 ％）
4	東北	121	名（11.5 ％）
5	四国	112	名（10.6 ％）
6	関東	107	名（10.2 ％）
7	近畿	98	名（ 9.3 ％）
8	北海道	1	名（ 0.1 ％）
	総計	1,052	名

長崎遊学者を出身県別にその人数を調べてみると、多い順に山口、佐賀、福岡、東京、香川、岡山、熊本、広島、福島、大分で、香川は県別遊学者数のベスト五に入り、いささか驚いた。なお、高松医学医事史によると、讃岐からの長崎遊学医師は五十名とされ、平松氏の調査よりはるかに多い。

これら長崎遊学者が多い地域に共通しているのは、藩学の創建時期が早かったことで、つまり士庶や領民の教育が関係しているのではなかろうか。ちなみに、高松藩では、元禄十五年（一七〇二）に講堂を創建している。

なお、讃岐の場合、長崎遊学の始まった江戸中期は高松藩第五代藩主松平頼恭《よりたか》（一七一一―一七七一）の時代である。彼は民生安定、学問奨励、殖産事業、つまり、薬草園の整備、砂糖の研究、塩田開発などに取り組み、高松藩の中興の英主とされ、また、平賀源内は頼恭の内命を受けて長崎遊学をしたとも言われている。

遊学者の帰国後の動向をみると、特に江戸中期までの遊学者の多くが幕府医官や藩医となってお

長崎遊学者の県別人数

1	山口	82	名	
2	佐賀	70	名	
3	福岡	68	名	
4	東京	64	名	
5	香川	41	名	(50)＊
6	岡山	40	名	
7	熊本	39	名	
8	広島	39	名	
9	福島	38	名	
10	大分	33	名	

＊長崎遊学の讃岐の医師は50名がわかっている。
（高松医学医事史より）

り、長崎遊学は大きなメリットであったに違いない。江戸後期には、藩のリーダーを養成するために、長崎遊学は藩主の命令により行われている。長崎に行くには陸路、また、水路にせよ、長い期間と労力がかかり、経済的に恵まれた家庭の子弟が遊学したに違いない。

三、長崎遊学の時期と目的

江戸時代を平松氏は便宜上三期に分けており、その間の長崎遊学者数は江戸前期（元禄年間まで）が四十四名で、江戸中期（寛政年間まで）が一一八名、そして、江戸後期には六八六名と急増する。遊学者は江戸前期にも全国から集まるが、まだ四十四名と少なく、その約半数、二十二名は距離的に長崎に近い九州人という。なお、二〇四名は遊学時期が不明のようだ。

彼らがどんな目的で、何を学んだか、平松氏の調査を検討すると、医学五六〇名、蘭学一三二名、砲術・兵学一二八名、美術八十五名、英学六十五名、造船学四十二名、また、人数は少ないが、化学、数学、物理、天文学、本草学、写真学、書道、宗教、地理、漢学などである。

大変興味深いことに、医学、蘭学、砲術・兵学への遊学者の合計は八二〇名に達し、これは全遊学者一、〇五二名の約八割で、ほとんどの人がすぐに役に立つ実学を習得するために長崎に出かけたと言えよう。蘭学は西洋を理解するために必要であることは言うまでもない。また、化学、物理、数学をそれぞれ二十六、十八、十二名の人が学んでいることは意外で、やはり、この時代においても物事を基礎から理解しようとする学徒が我が国にいたことは特筆しておきたい。

遊学医師の学んだ学問

江戸前期の遊学医師は李朱医学を中心とした漢方や南蛮流を学んだ。南蛮流は戦国時代にポルトガル人やスペイン人らが伝えた外科医術で栗崎道喜ならびに宣教師フェレイラとその一統によって広められた。

しかし、江戸中期になると主に通詞から蘭方を学んだ。大通詞で医師の吉雄耕牛（一七二四―一八〇〇）、彼の弟吉雄蘆風による吉雄流外科が良く知られている。

吉雄耕牛は吉雄藤三郎（オランダ通詞の家系）の長男として、長崎に生れた。二十五歳の若さで大通詞になり、江戸番通詞を勤め、商館付の医師やオランダ通訳から外科医術を学ぶ。流行していた梅毒の治療法、水銀水療法を伝授され、診療に用いた。蘭学、医学の他に天文学、地理学、本草学なども講義して、家塾である成秀館には全国からの入門者があいつぐ。また、創始した吉雄流紅毛外科は楢林流と双璧を為す紅毛外科（西洋医学）として広まる。青木昆陽、野呂元丈、大

長崎遊学医者の学んだ時期と学科（延人員）

学科	前期	中期	後期	計
漢方	5	9	3	17
南蛮流	6	10	0	16
蘭方	6	42	250	298
西洋医学	0	0	122	122

（ポムペによる教授、指導以降を西洋医学とした。）

槻玄沢、三浦梅園、平賀源内、林　子平、司馬江漢、永富独嘯庵《ながとみどくしゅうあん》、亀井南冥などが学び、門人は六百余を数えたという。讃岐からも、江戸中期、合田兄弟や久保方堅らが教えを受けた。また、吉雄耕牛が前野良沢、杉田玄白らの「解体新書」に序文を寄せ、両者の功労を称えており、興味深い。

なお、南蛮医学は我が国の従来から伝わる医療も取り入れて、また、紅毛医学の影響を受けながら、江戸期を通じて南蛮流、栗崎流外科、西流外科として存続した。

江戸後期になると、一八二三年、シーボルト（一七九六―一八六六）が来日し、医学を教え、日本全国から門人が集まった。

一八五七年、オランダ軍医ポンペ（一八二九―一九〇八）が長崎海軍伝習所の医学教師として、さらに、一八六三年、オランダ陸軍軍医ボードウィン（一八二二―一八八五）が長崎養生所の教師として来日した。この頃から、我が国には西洋医学の導入が本格的に行われたと言えよう。

讃岐における長崎遊学の学徒

讃岐からの長崎留学者として、佐々木礼三氏は五十名をあげており、一方、平松氏の「長崎遊学者事典」によると長崎遊学者として四十一名、また、高松医学医事史には遊学医師として五十名が紹介されている。

今回、各種資料を調べたところ、讃岐における長崎遊学の学徒は五十八名となり、彼らの長崎遊学年、遊学前の師、長崎の師、専門分野、さらに事蹟などを生年―没年順に表にまとめた。

讃岐における長崎遊学医師は、四十九名と思われる。そのうち四十六名は讃岐出身で、他の三名はそれぞれ、山口、徳島、鹿児島出身で、後に讃岐の住人になった。なお、佐々木氏も平松氏も平賀源内を医師として長崎遊学者に加えているが、源内は本草学が専門で、医者としての経歴はないので、今回作成した「長崎遊学讃岐医師」に彼の名前を記載しなかった。そして、医師以外の長崎遊学者として、平賀源内を加えた。彼等は儒者四名、僧侶二名、本草学、水産学、技術者の各々一名、合計九名である。彼らは何れも長崎留学後、讃岐内外で活躍した人物であり、その概容を表にまとめた。

讃岐からの長崎遊学者（医者）

	名前	出身	生年－没年	遊学年	遊学前の師	長崎の師	専門	備考
1	久保桑閑	古高松	一七一〇－一七八〇	一七五二			内科	讃岐の医人として初めて長崎へ遊学（平賀源内を伴う）藩医に推されたが、代わりに長男を出仕させた
2	合田求吾	和田浜（豊浜）	一七二三－一七七三	一七六二（一〇〇日）	松原一閑斎（京）望月三英（京）	吉雄耕牛	内科	京で山脇東洋らにも教えを請う。耕牛の内科講義をまとめ、「紅毛醫言」を著す
3	築地言章	高松	一七三六？－一七六〇？	一七五六		吉雄耕牛	外科	祖父は長崎遊学した藩医の築地正見。尚明（文長）の甥で、養子となる
4	合田大介	和田浜（豊浜）	一七三八－一七九五	一七五五（二年余）		吉雄耕牛、蘆風	外科	合田求吾の弟。二回の長崎遊学後、京の松原一閑斎に学ぶ。「紅毛医術聞書」を著す
5	安藤義陳	勝間（高瀬）	一七三八－一八一六			頴川氏	瘍科	初代安藤道啓を名乗る。家伝の膏薬を創製し、ひろめる
6	久保久安方堅	古高松	一七三九－一七九五		栗崎流外科（江戸）	吉雄耕牛	外科、口科	桑閑の長男、平賀源内の勧めで長崎留学。高松藩藩医、幕府口科医師。讃岐に蘭学と蘭方医学を伝えた功績は大
7	久保仲輔方亮	古高松	一七五三－一八二三					桑閑の五男。古高松本家を継ぐ。高松藩藩医。竹林圍棋（いき）図を描く
8	松原義長道齊	高松城下	一七五三－一八一三	一七九五	久保方堅	吉雄耕牛	外科	久保方堅の従兄弟。松原義勝（亮齊）の養子となり本家を継ぐ。「蘭学医学図譜」を著す
9	久保久安方卿	池戸（三木）	一七六〇－一八三四	一七九八－一七九九	久保方堅		外科・瘍科	久安方堅の養子（松原家より）以降三十九年間、藩医の重責を果たす。江戸奥医師
10	荘野清常	大野原	一七六四－一八二八		安藤道啓	吉雄耕牛	外科	郷里で開業
11	但馬来山	東浜	一七八九－一八三四	一八一九－一八二〇	賀川蘭斎（産科）吉益南涯		産科・小児科	高松藩藩医、詩文を中山城山に習う。九代藩主奥方の御産備忘録を残す（江戸に出府）
12	六車謙一	富田（大川）	一七九三－一八七五			吉雄耕牛	外科	天の森に分家して開業
13	岡内章平	三谷	一七九四－一八三六	一八二五		吉雄如淵		「砲術基礎」「長崎旅行懐中諸事記」を著す。高松藩藩医
14	白井泰仲	上高瀬	一七九六－一八六三		近藤篤山	吉雄圭齊		丸亀京極藩藩医　京都福井丹波守よりの免状、長崎遊学の往来手形が残る
15	藤井半雲	志度	一七九八－一八七〇					医学を学ぶ傍ら浦上春琴に着色花鳥画を学ぶ
16	久保仲造増光	古高松	一七九九－一八五〇			シーボルト？		久保仲輔の四男、高松藩藩医

17	門野典禮	荘内	一八〇〇－一八八六			シーボルト？		熊本藩（細川）御殿医、のち郷里の大浜浦で開業
18	中桐文炳	草壁	一八〇四－一八七七	一八五〇			種痘	讃岐の種痘の嚆矢 高松藩病院教授
19	大平国吉	川西	一八〇五－一八八〇				種痘	種痘法を極め、「養賢さん」と言われ慕われた
20	柏原謙好	潟元	一八〇八－一八七三	一八二七？	堀左膳	シーボルト	種痘	シーボルトの四十四番目の門人。牛痘苗を貰いうけ接種（高松藩初）。高松藩病院の中教授　多くの子弟を育成
21	綾養元	檀紙	一八〇九－一八四八					代々医業を営む家に生まれる。檀紙、後に木太町で開業
22	三井公圭	吉野（満濃）	一八〇九－一八九〇		三井玄瑞、吉益塾	シーボルト？	眼科・小児科	丸亀城下で開業。三井家は幕末の四大眼科医
23	古川斎	高松	一八一一－一八七〇					高松藩士芦沢元通の子 古川家を継ぐ。勤王志士と交流
24	三木良齊	淵崎（土庄）	一八一三－一八八六		吉益塾	シーボルト？		小豆島に初めて蘭方を伝え、牛痘種痘法を広める
25	塩山浅太	多度津		一八三五				長崎医術修業文書が残る
26	久保久安方雲	高松	一八一三－一八七九	一八三八		楢林栄建		久保方卿の三男、高松藩藩医 明治二年、高松藩医学寮の医監兼教授
27	有馬摂蔵	富田（大川）	一八一七－一八四七	一八四四	坪井信道、緒方洪庵		種痘	緒方洪庵門下の三蔵のひとり。「牛痘新書」を訳す
28	菅順益	豊田（観音寺）	一八一八－一八六五				種痘	医業に従事する一方、盛んに勤王の志士と交流（日柳燕石など）
29	横山良平	百相（仏生山）	一八一九－一八九三					長崎の女性と結婚。後に仏生山で開業
30	中条貫作	百相（仏生山）	一八一九－一八七七					若い頃、京都、大坂で医学を学ぶ。父の医業を継ぐ
31	久保仲三郎	高松	一八二一－一八八三				外科	久保仲造の長男。経史を藤沢東畡に学ぶ。文人画に秀でていた
32	白井平馬	上高瀬	一八二二－一八九四	一八五三－一八五六		吉雄主齊	鍼術	白井泰仲の長男。往来手形が残っている
33	三好晋造	陶	一八二九－一八七七	一八六〇		ポンペ	種痘	高松藩藩医　黒田程蔵と一緒に長崎養生所で学ぶ　一八六一年適々齊塾で種痘術を学ぶ　玄中先生と慕われた
34	鎌田貞堅	檀紙	一八三一－一八九一	一八七四			耳科	鳥羽伏見の戦いに医師として従軍。長崎遊学後耳鼻科を開業

35	秦象朔	羽床（綾歌）	一八三三－一九〇二	一八五四				佐柳島の幕府勤番所に勤める。郷里で開業
36	六車謙朔	富田（大川）	一八三三－一九〇六			ポンペ		六車謙一の子「天王のひげ」と親しまれる
37	藤田文良	麻（高瀬）	一八三四－一八六一	一八六一				西宇周造の娘婿、予後を占うとほとんど百発百中
38	白井此三郎	上高瀬	一八三五－一八五九			吉雄主齊		白井泰仲の三男。暦数を学ぶ
39	合田惟哀	大野原	一八三五－一八九八		難波抱節			郷里で開業。維新後、東京で学び、明治十九年再び郷里で開業
40	黒田程蔵	安原（塩江）	一八三九－一八九九			ポンペ		医業の傍ら塾を開いて、子弟の教育に力を注ぐ。高松医学寮の助教
41	高坂柳軒	山田	一八四四－一九一九	五年間	柏原謙好	ボードウィン	皮膚科	大学東校（東京）に学ぶ。長尾増吉と高松共立病院を設立。養蚕業の普及と振興
42	横山梅荘	柞田（観音寺）	一八四六－一八九八	一八六四		司馬凌海		二十二歳の時、帰郷して家業を継ぐ、長崎帰りの医者、学識者として村人に敬慕され、一八九〇年から四年余柞田村長
43	安藤愿庵	勝間（三豊）	一八四七－一八九五		島田泰夫	ボードウィン？	生理学	勤王の志士と親しくする。高松病院の一等直医、医務取締など要職
44	大平周禎	川西	一八四七－一八九九		柏原謙好、柏原謙益	ボードウィン		国吉の長男　高松医学寮教授。陸軍軍医。勲六等単光旭日章受章
45	門野城平	大浜（詫間）	一八五二－一八九七			ボードウィン？		門野典禮の子、僻地の医療に貢献、医家五代目は福山市で開業
46	尾形松斎	安原（塩江）	一八五三－一九〇五					百相村で開業、端岡村で陶器関係の事業（宗舜焼）を始める
47	築地正見	周防徳山（山口）	一六九三－一七五五	一七二九以前		吉田休庵	外科	毛利家に仕えていたが、長崎遊学後一七二九年讃岐に来た。長男　尚明（文長）は高松藩奥医師
48	西宇周造	阿波三名	一七七二－一八五八	約一〇年間			痘瘡	長崎から帰国後たまたま讃岐に来て麻村で開業。琴平、丸亀、阿波からの招聘相次ぐ。徳島医学校の助教
49	盛正家	薩摩	一八四六－一九二五	一八六八		ボードウィン		長崎の英領事館、大阪日銀支店長、陸軍につとめる。日露戦争後、俗界から離れ、俳道に精進

讃岐からの長崎遊学者（医者以外）

	名前	出身	生没	遊学年	遊学前の師	長崎の師	分野	備考
1	平賀源内	志度	一七二八－一七七九	一七五二 一七七〇		吉雄耕牛	博物学 本草学	高松藩薬坊主格　我が国初の物産会開催　火浣布　エレキテル　西洋美術の紹介「物類品隲」を著す
2	中山城山	池西（香南）	一七六三－一八三七				儒者	医者中山玄柳の子（家督は弟に譲る。）経学・詩文の研鑽　高松城下で私塾を開く（藤沢東畡らが輩出）、「全讃史」を著す
3	柴野碧海	牟礼	一七七三－一八三五	一七九四	柴野栗山（昌平黌）		儒者	柴野栗山の養子（父は栗山の弟）阿波藩藩儒（藩儒　栗山が幕府の儒官に招かれた後を継ぐ）
4	久米通賢	引田	一七八〇－一八四一	一八〇二	間重富（大坂）		技術者	測量、砲術、火薬製造、空気銃、その他造兵のための工夫、殖産興業（坂出塩田築造）、各地の築港、河川の改修工事
5	伊藤弘	引田	一七八四－一八四四		間重富（大坂）	馬場佐十郎	儒者 数学者	天文・暦数・測量術、和漢の学、語学、数学など博識を認められ、高松藩藩儒に
6	藤沢東畡	安原（塩江）	一七九四－一八六四	一八一八	中山城山		儒者	一八二五年大阪で泊園書院（徂徠学の講義）を開く。高松藩で講義。尊王の大義名分を提唱
7	智幢	井戸（三木）	一八〇二－一八八九				僧侶	長崎で仏典、蘭学、漢学などを修めた
8	藤川三渓	三谷	一八一六－一八八九	一八四一	中山城山	高島秋帆	水産学	水産学校をを開く。「水産図解捕鯨図識　上中下」を著す。勤王家　屋島長崎ノ鼻に砲台を築造
9	和気宥雄	麻（高瀬）	一八四二－一九二〇			周彬如（清国人）	僧侶	長崎で仏教学と漢詩文を研究　真言宗醍醐派管長

四、久保桑閑にはじまる長崎遊学

讃岐から最も早く長崎留学をした医師として、高松医学医事史には築地正見が記載されている。しかし、彼は長州徳山の人で、毛利家に仕えており、長崎留学した後、享保十五年（一七三〇）、三十九歳の時、讃岐にきた外科の名医である。したがって、讃岐出身者では久保桑閑が最初と言えよう。佐々木礼三氏が「わが讃岐における西洋医学即蘭方医学は宝暦二年（一七五二）、古高松の医者久保桑閑が書生平賀源内を引き連れ長崎に遊学したのにはじまる」と述べているのはうなずける。

久保桑閑（一七一〇―一七八二）は久保佐渡守専右衛門宣彦の嫡男で古高松に生まれる。四十三歳の時、長崎で蘭方医術を学んだとされている。しかし、桑閑が何時、誰に医学を学び、また、何故、長崎留学を思い立ち、また、平賀源内を連れて出かけたのかについては記録がない。ただ、この時代には、一七一八年、高松城下の大火（民家二千三百余戸、船三百隻が焼失）、一七三二年には享保の大飢謹、一七四一年には寛保の高松大災害などがあり、藩の節約令が出るなどして、民衆の生活は苦しく、病苦に悩んでいた。しかし、一方、この頃は高松藩中興の祖とされる五代頼恭（一七一一―一七七二）のもとで民生安定、殖産事業が取り組まれ、学問が奨励され、藩政二二八年のなかで最も輝いた時代とされている。桑閑も新しい医療を求めて、長崎留学を思い立ったのであろう。同行した源内は吉雄耕牛を訪ねているので、桑閑も耕牛に学んだ可能性は高い。

桑閑は高松に帰国後、民間の一医として医業に従事した。後に高松藩医に推されたが断り、長男久安方堅を出仕させた。讃岐の内外で活躍した後藤芝山、菊池黄山、青葉士弘、柴野栗山、平賀源内らとの交友が良く知られている。なお、桑閑の墓碑銘は柴野栗山の嗣子、柴野碧海の撰である。

讃岐から長崎遊学者を複数出している七家系があり、その人数は二十名、讃岐からの全遊学医師四十九名の約四〇％にあたる。以上から、ごく限られた地域、さらに、ごく限られた家庭が長崎留学を可能にしたと言えよう。

古高松の久保家は最も多く遊学者を出しており、久保桑閑は二人の子息、久安方堅と方亮仲輔を遊学させた。

久保久安方堅（一七三九―一七九五）は桑閑の長男で、江戸で栗崎流外科を学ぶ。その後、長崎遊学を平賀源内の勧めにより果たす。これに関する平賀源内の書状（平賀源内全集）があり、随分思い切ったことを書いているので少し紹介する。これは源内が久安に送った返事と思われ、「お手紙拝見、江戸より達者で、栗崎流を習って、帰国されおめでとう。短期間の滞在だから、まだ、実力が付いたとは言えないし、栗崎流自体も十分ではない。天下の名医になるためには、長崎に行き勉強したらどうか。長崎行きの金銭が無ければ無理して稼ぐ。」とある。そして、久安は長崎で吉雄耕牛に学んだ。帰郷後は三十二歳の時、父より独立し、一七七一年、高松百間町で開業した。長崎帰りの医師として大いにはやったようだ。一七八三年、高松藩医、表医師、一七九四年、江戸奥医師、十五人扶持となり出世する。また、同年、公儀口科の安藤亜安仙に入門したが、同年、五十七歳で小石川にて病死した。讃岐に蘭学や蘭方医学を伝えた人として名を残している。

栗崎流外科は栗崎道喜（一五八二―一六五一）がルソンでスペイン人より医術を学び、長崎で一派を興す。孫の道有（一六六〇―一七二六）は幕府の医官となり、後に法眼となる。元禄十四年、吉良上野介の殿中刀傷の際に治療をしたとされる。久安方堅はツュンベルグの日本紀行に出てくる栗崎道巴（一七三〇―一八一〇）に学んだのかもしれない。

久保方亮仲輔（一七五三―一八二三）は久保桑閑の五男、長崎留学し蘭方を修める。長兄の方堅が別家したため、古高松の生家と医業を継いだ。後に高松藩医となり、名医として名を残す。方亮の墓碑は藤沢東畡が撰しており、「古今に渉り和華を該ね、かたわら西洋の奥に及び悉く鑪錘《りょすい》の間に在り」、「凡そ病者傷者は数百里を遠しとせず来り、門は市をなす」と医業の腕を評価される。また、仲輔は絵を得意とし、彼の画いた「竹林圍棋図（一七八×四三センチメートル）」（柴野碧海賛、一八三〇年）は栗山記念館に保管されており、これには方亮仲輔の父桑閑と柴野碧海の父（柴野養貞、柴野栗山の兄）が竹林の中で囲碁を興じているところが画かれている。

以上、久保家は桑閑を初めとして長崎に遊学医師を送り、江戸後期に至る約百年間、四代にわたり、綿々と七名（一名は松原家からの養子）で、そこに大きなドラマがあったに違いない。そして、讃岐の医療とその発展に寄与したことは言うまでもなかろう。

最後に、久保家が居を構えた屋敷跡（高松市高松町の木村内科医院から国道十一号線を挟んだ北側の広い駐車場）と竹林圍棋図を示す。

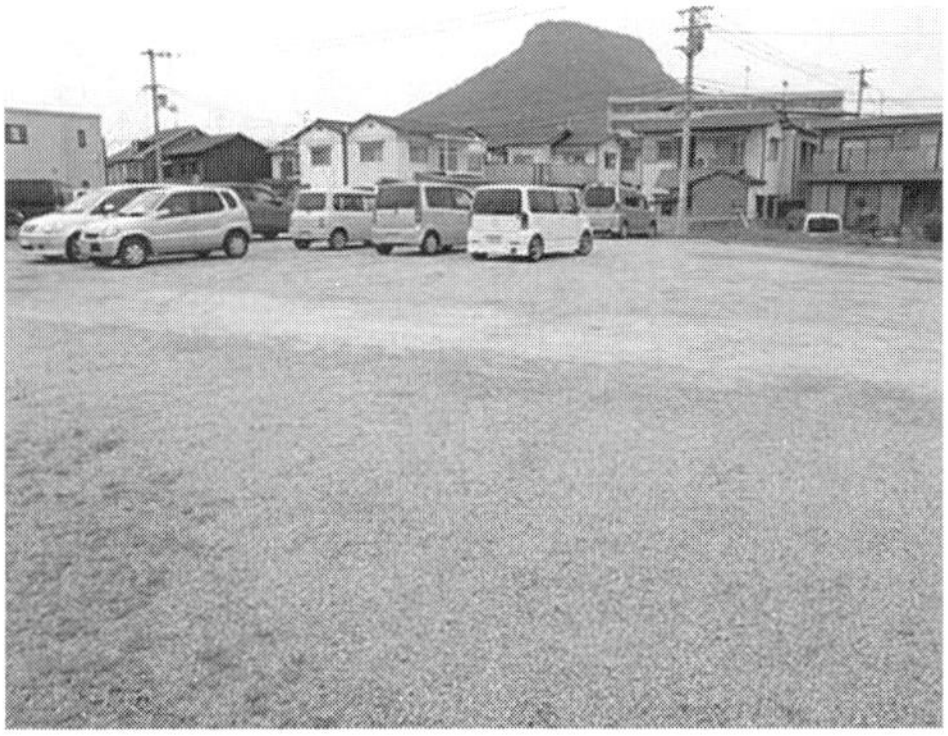

久保家の屋敷跡（後方の山は屋島）

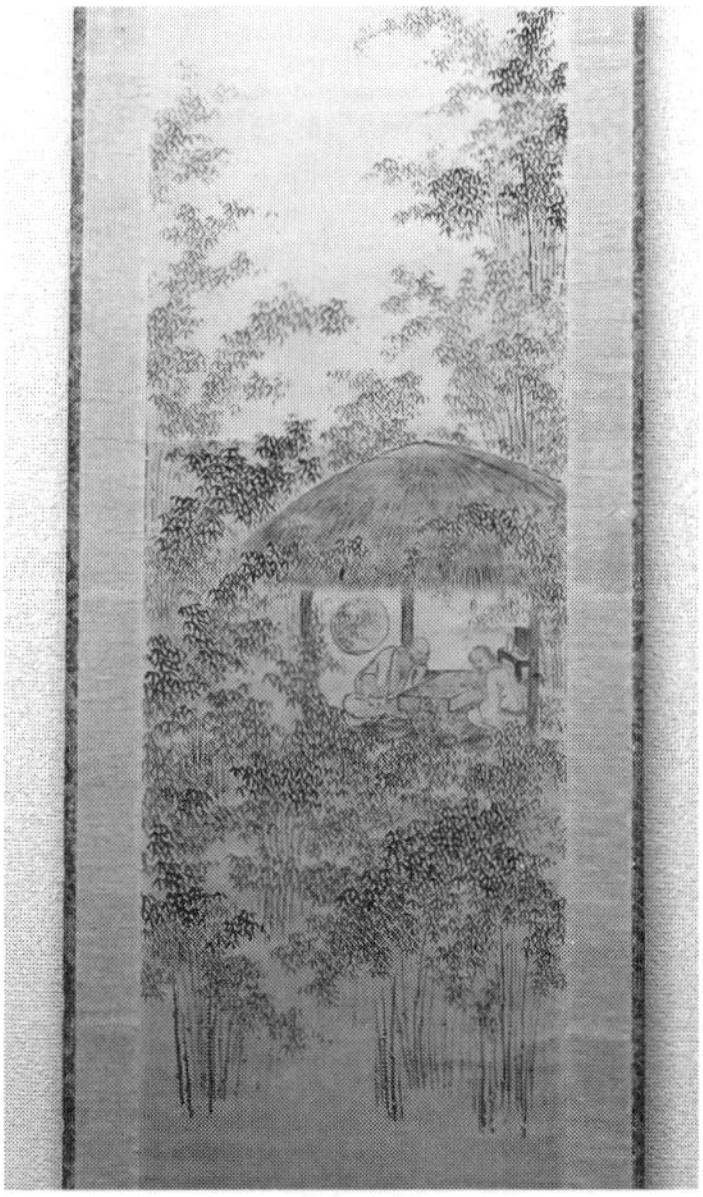

竹林圍棋図
（栗山記念館展示；久保家蔵）

五、久保家と一族の活躍

久保久安方卿（?—一八三四）は三木郡池戸村（木田郡三木町）の松原家より久安方堅の養子となる。久保桑閑の妻は松原家の別家から嫁いでおり、両家は親戚筋といえよう。方卿は義父より医学を学び、一七九六年に薬坊主五人扶持となる。一七九八年には長崎遊学し、翌年帰国する。後に、江戸詰の奥医師となり活躍した。

久保仲造増光（一七九九—一八五〇）は方亮仲輔の四男で、長崎に遊学して父の医業を継ぐ。一八二二年にお目見得して高松藩医になる。一八五〇年、五十二歳で没する。仲造の墓碑銘も父の方亮と同じように藤澤東畡が賛を書き、「令聞日に揚がり診を請ふ者門外絡緯、数十里を遠しとせずして来る」と、彼の名声を伝えている。父の方亮仲輔共々名医の誉れの高かったに違いない。久保本家の家督は仲造から仲三郎へと受け継がれた。

久保休安方雲（一八一三—一八七九）は方卿の三男で、初めは淡也と言い、後に久安、さらに、休安と改名した。一八三八年、長崎に遊学し、楢林栄建に蘭方医学を約六年間学ぶ。栄建の弟の楢林宗建（一八〇二—一八五二）は痘痂による牛痘苗の輸入に貢献した。休安は帰国後、一八四三年、別家して香川郡百相村に開業する。一八五四年、兄の方円が病気のため、兄の家を継ぐ。一八五五年、藩医となり活躍する。

藩主松平頼聡《よりとし》は慶応元年（一八六五）に従来の藩校講道館の中に洋学校を設立し、藩士並びに子弟の教育を始める。その医学寮において、休安方雲は医監兼教授となり、子弟の教育にも携わる。学があり、また、信任の厚い人物であったことが伺えよう。

明治四年、廃藩置県後は藩の医学寮は閉鎖され、その年、休安方雲は家業を嫡子の如川に譲る。明治十二年（一八七九）、急病にて死亡（享年六十七歳）し、仏生山の墓地に葬られる。

久保家系図

太右衛門重方―久右衛門信重―久保専右衛門宣彦（木内佐六改）―得水方殻（後桑閑）＝女（松原佐一郎女）

- 得水方殻 後桑閑
  - 久安方堅 別家―久安方卿
    - 愛輔　別家
    - 茅　方円　後久安
    - 淡也方雲　後久安、休安―如川―五百吉
  - 仲輔方亮―仲造増光
    - 仲三郎盛仁―財三郎―計一
    - 仲次堅吉―平蔵―順吉―正彰
    - 仲四郎

久保仲三郎盛仁（一八二一—一八八三）は仲造の嫡子で、長崎遊学後に父の医業を継ぐ。特に外科に優れ、また、窮するものには代価を取らず、「医は仁なり」を貫く。経史を藤澤東畡に学び、文人画を得意とした。

久保家では江戸中期から後期にかけて、三代にわたり六名が高松藩医として江戸並びに讃岐に於いて活躍する。多くは十〜二十年間勤めているが、最長は三十九年の長きにわたり、驚く。

久保久安方堅は一七八三年に高松藩の表医師、一七九四年には江戸詰奥医師、一八一七年に十五人扶持となり出世する。十数年間、藩医を勤める。

久保方亮仲輔は一八二二年に藩医となるが、翌年、病死する。

久保久安方卿は一七九六年に薬坊主五人扶持、一八〇五年表医師をへて一八一七年には十人扶持となる。一八二一年には江戸詰奥医師、十五人扶持、一八二二年帰国するが、また、四年間江戸に詰め、殿様の帰国や江戸行きにも同行する。三十九年間にわたり、高松藩医をつとめた。

久保仲造増光は一八二二年にお目見得し高松藩医となり、親子そろって高松藩医となった。約二十七年間、藩医と勤め、五十二歳で没する。

久保久安方円（?—一八五四）は久保方卿の次男で、幼名を茅という。方卿の長男愛輔は病身のために、茅が嫡子となり医業を継ぐ。一八三五年頃、蘭方医術の名医として、三人扶持の表医師となり、一八四〇年には久安と改名する。一八四九年に染信院様の診察医、翌年は五人扶持で一八五二年に奥医師となり、十九年間藩医を勤める。一八五四年、弟の久保淡也を養子にする。

久保休安方雲は一八五五年に薬坊主、三人扶持として召し出され、以来、明治四年に至るまで、約二十四年間、松平頼聰に仕える。一八五八年、幕末動乱の際には京都御警衛に参加する。一八六二年に表医師に、直ぐ奥医師、五人扶持、一八六四年に江戸詰めで十人扶持、同年、長州征伐のために再び京都へ行く。一八六五年には高松に帰国するが、何回となく、京都、大阪、江戸に出向き、幕末の戦乱に殿のお伴をする。一八七〇年には江戸詰め、久姫様の誕生のお世話などして、そのお喜びの品として紋つき羽織、蒲団、さらに、七百疋を貰う。同年お匙（将軍や大名の侍医）となり、米百俵と五人扶持を賜わる。従って、方雲は久保家の各藩医の中で最も高い階級と言えよう。

久保如川（?―一九〇八）は休安方雲の嫡子で、父の家業を継ぎ、二十石を相続する。明治二十五年頃、大阪に移り、大阪府立農学校で教諭となる。

久保五百吉（一八八二―一九四二）は如川の次男として高松市百間町で生まれる。高松中学、次いで岡山医専を卒業し、高松日赤病院に勤め、後に仏生山町で産婦人科を開業する。紫浪（ホトトギス同人）という俳号で優れた俳句を残す。また、百坪近い温室を作り、洋蘭を栽培し、さらにいち早く県下で食用蛙を飼育したことでも知られている。

久保財三郎（一八四九―一九一四）は仲三郎の嫡子で、後に俳号の不如帰を名乗る。父の医業を継がず、剣道、俳道、茶道を究める。香川県の剣道の普及と発展に貢献する。明治になって自由民権運動に共鳴し、板垣退助らと政治に関わった。不如帰は隠居し、本家の家督は弟の仲次堅吉に譲る。なお、仲三郎の弟仲四郎は宇多津村（綾歌郡宇多津）にて医業を営む。

久保計一（一八九〇—一九六一）は財三郎の女婿で、当時の讃岐俳壇の耆宿《きしゅく》として知られ、俳号は五峰という。香川県師範学校、高松第一高等学校などに勤める。なお、計一が久保家の歴史を香川県医師会員の佐々木礼三氏に伝え、これらは「讃岐医人伝」等に記載された。

久保順吉（一八九八—一九八八）は古高松の本家の家督を祖父仲次堅吉、父平蔵を経て継ぐ。その本家の宅地は古高松に今も残っており、その近くには一七四八年に建てられた鍬塚碑がある。鍬塚碑には久保桑閑の書いた碑文があり、「昔、良い井戸がなく皆が苦しんだ、皆で協力して井戸をほり清水が湧き出した、掘った時に使った鍬を井戸の側に埋めて鍬塚と名ずけ代々語り継ぐ」などと書かれている。

順吉の人となりは順吉の長子久保正彰が父に捧げた墓碑文から知ることが出来るので、その一部をここに抜粋する。「その孤独なる生い立ちは秋霜烈日の剣を培い、繊細幽雅の美への憧憬を養うものとなったが、生涯を通じて郷土讃岐の先哲賢人の遺徳を明らかにすることを変わらぬ喜びとし、これをもって子孫薫陶のよすがとした、ことを永く此処にとどめたい」。

久保正彰（一九三〇—　）は父順吉、母篤の嫡男として広島に生まれる。戦時中、古高松の本家に疎開し、高松中学で学ぶ。その後、ハーバード大学を卒業し、一九五七年に東京大学助手、一九七四年同大学文学部教授を経て、一九九一年には定年退官し、同大学名誉教授となる。東京に在住する西洋古典学者で、一九九二年には日本学士院会員に選任され、二〇〇七年には日本学士院院長となり、二〇一三年に退任した。

以上、古高松の久保家は桑閑が長崎遊学の糸口をつけ、以後、約百年間にわたり、計七名の医師が長崎で西洋医学を学ぶ。讃岐における蘭学と西洋医学の発展に寄与し、臨床医として腕をふるい、加えて、多くの儒者や文人と交流していることにも注目したい。さらに、当家では六名が江戸中、後期に於いて、高松藩医として讃岐並びに江戸において勤務する。その子孫の明治以降の活躍のいくらかにも触れ、久保家本家の家督を継ぐ久保順吉、正彰親子を紹介した。久保家の諸氏の活躍に敬意を表し、稿をおく。

六、豊浜の合田求吾と大介

源平合戦後に讃岐の伊吹島に逃れた合田島之輔の子孫合田勘十郎が豊田郡和田浜村（観音寺市豊浜町）に移り、合田総本家として住みつく。医業を起こしたのは合田安教（?—一七二五）で、別家して浜合田家といわれ、代々仙右衛門と称した。安教の嫡男温良（?—一七一七）も医業を継ぐが、早世し、その娘に合田吉白の五男吉盤（一六九七—一七四八）を婿に迎えた。吉盤は浜合田家の医業を継ぎ、長男求吾（強）、三男大介の兄弟を長崎に遊学させる。

合田求吾（一七二三—一七七三）は和田浜に生まれ、名は強、家業の医術を志し、同郷の合田又玄、高橋柳哲について学ぶ。若い時に開業するが、医術を極めるため、二十九歳の時、京都の松原一閑斎の門に入り二年間学ぶ。その間、香川修庵や山脇東洋らにも師事する。松原一閑斎は並河天民の弟子で、名古屋玄医、後藤艮山、山脇東洋と並び古医方の四家と称された。求吾はなお満足することなく、讃岐の望月三英に古医方や医家の心得なども学ぶ。さらに三英の推賞する野呂元丈らからも教えを受け帰郷する。望月三英（一六九七—一七六九）の父は丸亀藩医である。一族の幕府医官望月元椿が死亡し、三英はその後を継ぐ。三英は一七二六年御番医師に、一七三七年幕府の奥医師、さらに法眼に叙せられた。求吾が当時一流の医人に次々と学べたことに驚く。

求吾は京都遊学の前、二十五、六歳の頃山陽から北部九州を周遊し、吉雄耕牛の評判を聞き長崎の魅力を感じていたといわれ、一七五五年、十五歳年下の弟を先に長崎に送った。自分も三十九歳の時、長崎に遊学し、吉雄耕牛とその弟蘆風に師事する。僅か二か月半程度の滞在にもかかわらず、彼らのもとに毎日通い、蘭書の訳を請い筆記した。これらは日記風に書きとめられたもので、「紅毛醫述」や「西洋醫述」と名付けられ、第三巻には人体解剖に関するスケッチがある。これは杉田玄白らによる「解体新書」が出版されるより十数年前の記述で、解剖所見の訳語等は原語のままになっているところも多いが、西洋解剖図を我が国に紹介したのは求吾が初めと考えられる。また、薬物の効果や内科治療についても書かれており、これは我が国初の西洋内科書の訳本といわれている宇田川玄随のオランダ医書翻訳「西説内科撰要」よりも三十年も前に紹介されたことになる。

求吾のこの功績に対し、富士川游氏（医学者、日本医史学を確立、思賜賞受賞）は「我が医学史上に赫然として、千載不磨のものである」と評価する。このような偉大な医人が和田浜に育ったことは、讃岐に住むわれわれの誇りと言えよう。

なお、求吾は「紅毛醫言」の著者として知られている。これは「西洋醫述」など五冊の中から、取血法、熱病、汗、吐、下、薬方などを取りだして一冊としたもので、これには序文と凡例がつけられている。「紅毛醫言」の自筆稿本は伝わっていないが、この活字化された写本が坂出市の鎌田共済会郷土博物館にある。これは全文漢文で書かれ、その凡例には「此書ハ吉雄氏ノ蔵スル紅毛内治ノ書及ビ本草ノ蔵誌ナリ」、「紅毛ノ術ハ昔カラ汗吐下ノ三法デアル」、「紅毛ニハ灸法ハナイ、タダ刺血ノ術ガアル」、「蛮人病アリテ死ス者、腹ヲエグリ、ソノ臟腑筋骨ヲ観テ、病形病源ヲ察シテ、治療ノ一助トナス。ソノ精ヲ求メント欲スレバ、長崎ニ行キテ、之ヲ求メル也」、など興味深いことが書かれている。山脇東洋の「蔵志」刊行三年後、この様なことが紹介されていたことはまさに驚きである。

求吾は帰郷後、医療のかたわら、門弟の教育にも力を注いだ。彼は天資温和な人格者で、多数の人が学び、門弟たちから「温恭先生」と慕われた。医者になろうとする者には、「学理に明らかでなければ成功しない」と説く。安永二年（一七七三）、求吾は五十一歳で生涯を閉じた。長男徳基が跡を継ぐが、三十四歳で死亡し、三男叔民が家業を継ぐ。さらに、合田叔民の二男松寿、続いて松寿の五男玄吾も医業に従事する。

合田大介（一七三八—一七九五）は合田吉盤の三男、求吾より十三歳年下で、和田浜に生まれる。兄求吾の勧めにより一七五五年、十八歳の時、長崎遊学する。この遊学は讃岐では久保桑閑についで二番目となり、求吾より七年も早い。吉雄耕牛とその弟蘆風に師事し、二年間、紅毛医学、特に外科を学ぶ。讃岐に西洋医学を紹介した初期の医人と言えよう。帰郷後、兄の求吾はさらに再遊学を進め、長崎に四回も出かけ、名医として評判となる。また、京都において兄求吾の師、松原一閑斎について二年間古医方を学ぶ。その後、和田浜で一家を構え、増屋合田家として医業を開いた。一七七七年、大介が三十九歳の時、長崎の吉雄蘆風が病となり、新しいオランダ医書の解説者として耕牛、蘆風一派に招聘された。しかし、和田浜における患者の診療のために吉雄家の申し出を断った。このことは大介が蘭学ならびに医学を極め、信頼に足る人物であったことを物語るものと言えよう。著書に「紅毛医術聞書」などがある。大介は寛政七年（一七九五）、五十八歳で他界する。大介の嫡子時蔵、また、時蔵の次男俊平、三男大助もいずれも医家である。

今回、詫間の岩崎泰憲先生と和田浜の合田兄弟の生家あたりを訪ねた。古くから良港を備えて、人の往来も盛んだったらしい。「浜田屋」という大きな料理屋のあたりが合田家の旧敷地と聞く。

その近くの空き地に直径二メートルは遥かに超える一本の椋があり、幹には蔦が青々と生い茂っている（写真）。この豪華な椋は時代の推移をすべて見通している大樹であろうし、当時のこの地

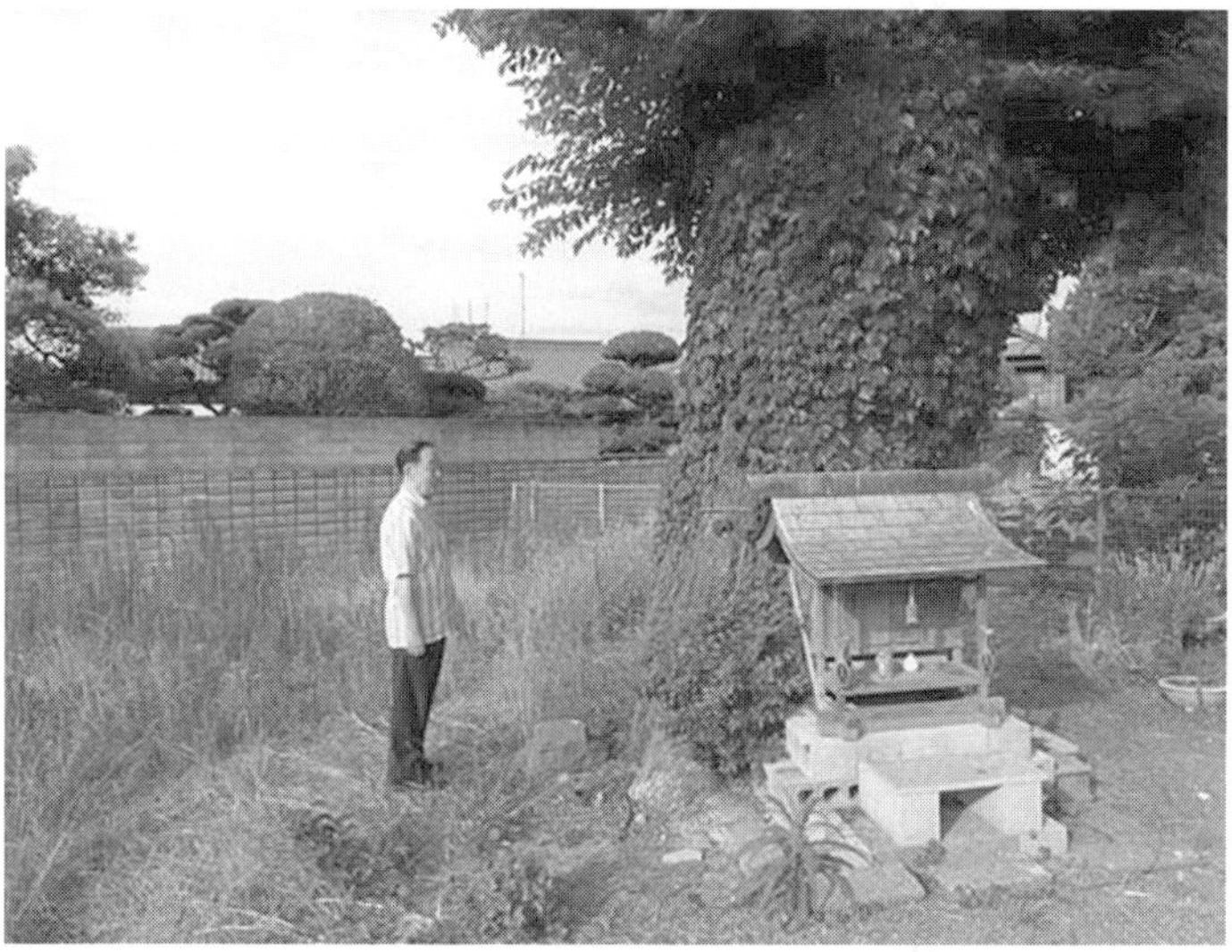

椋の大樹

の繁栄がしのばれた。また、この大樹の前には祠があり、最近お参りした跡があった。後で聞くと、豊漁の神、農業の神として古くから信仰されてきた恵比寿神社で、この地所は当時の庄屋、藤村家の跡地という。

七、吉雄耕牛と合田求吾、大介兄弟

吉雄耕牛（一七二四―一八〇〇）はオランダ通詞の名家の子として、長崎に生まれる。幼少時からオランダ商館付きの医師から医術の教えを受け、オランダ語や医術を修得した。耕牛は驚くことに十四歳の若さで稽古通詞に任命され、十九歳で小通詞に、さらに二十五歳で大通詞に昇進している。四、五十歳で通詞に進むのが通例であるが、耕牛の早い昇進は由緒ある家系の背景に加え、本人の際だった資質と能力によろう。なお、当時、正規のオランダ通詞の家系は三十数家であった。

片桐一男著「江戸の蘭学事始」によると、オランダ通詞は単なる通訳ではなく、語学の研鑽はもとより、入港船の臨検、積荷目録や乗船人名簿の作成などさまざまな仕事が山積している。また、オランダ船の入港に際して商館長や船長から提出される「オランダ風説書」の解釈と幕府への献上は通詞の重要な仕事とされる。さらに、加役として年番勤務、江戸番勤務、江戸参府随行などがあり、これらは輪番制である。耕牛は十三回の年番通詞役並びに十三回もの江戸番通詞役を勤め、生涯にわたってこの様に多くの加役を勤めた大通詞はいない。さらに、耕牛は六十七歳の時、寛政二年（一七九〇）、最高職の阿蘭陀通詞目付に任命されるなど比類のない大通詞といえよう。

耕牛は歴代のオランダ商館付医師から学んだ医術を吉雄家の秘伝として講義した。そして、門弟に与えた免状と共に授けられた「吉雄家学之秘条」（一七八二年頃）には、紅毛文字、紅毛方言、纏帛法、切脈法、腹診法、服薬法、刺鍼法、治創法、療瘍法、整骨法の十か条が記載され、各種臨床手技が伝授されており、驚く。耕牛の講義は生前に刊行されていないが、口授のテキストによると、例えば、尿、便、汗、涎、吐物の五液について、その色、質、分量、音、臭、味、含有物などを調べ、身体の状態を診察し、良い薬を投与して診療するとある。その観察方法は実に詳しく、例えば「臭」では重臭、無臭、酸臭、悪臭、辛臭について、「質」では濃、淡、清、濁について、「色」では白、乳、黄、赤、黒、緑、青について観察が求められる。この様な診断法は視診、触診、脈診により経験的に診断する方法や古医方の汗吐下三法を基にしたこれまでの診断と比較すると、科学的な診断法といえよう。

求吾（一七二三—一七七三）は三十九歳になって、長崎遊学し、耕牛に学び、吉雄塾の医書や講義を書き写し、約二か月半の滞在ながら記録に残した。この講義録は五巻五冊にわたり、「紅毛医術には内科もある」ことを我が国で初めて紹介する。また、その第三巻にある人体解剖スケッチは「解体新書」より以前に描かれた西洋人体解剖図である。大介（一七三八—一七九五）は耕牛並びに蘆風に紅毛外科を二年間学ぶ。帰郷すると、求吾は大介の学が十分でないと再び、長崎に送る。彼は四、五回以上長崎に遊学し、その滞在期間は十余年に及ぶとされる。

その後、大介は讃岐の和田浜において、分家し増屋合田家として一家をなした。門前市をなす名医で、他藩から治療に来るものも多かったという。師の蘆風との共著も含めて、著作もいろいろある。中でも、「紅毛医術聞書」には当時知られていないカンケル（癌）に関する記載があり、これは我が国における初めての報告で、乳がんの切除についても触れており、その後の癌の治療にも大きな影響を及ぼしたと長与健夫氏は評価している。

大介が四十歳の時、「新しいオランダ医書を入手、誰かにこの書を伝えたい、是非、長崎に来てほしい」と病になった蘆風からの要請がある。大介は蘆風の門人の中でも最優秀であったためとされる。しかし、大介は医業に多忙で行けず、間もなく師は没した。翌年、長崎に墓参に出かけ、蘆風が伝えたかったその蘭医書を翻訳して「外療和解雑記」としてまとめた。さらに、師の位牌を大介の祖先の位牌と共に合田家に安置したという。

また、大介と耕牛との密接な関係も合田大介宛吉雄耕牛書状（「吉雄耕牛書状　大介宛」総本家記事、合田家文書四二八号、合田慶助資料、香川県立ミュージアム）に見ることが出来る。その書状には「メルロサアルムを使ってみて効果があった。長崎に病瘡が流行している。立山役所では病人が多い」などが書かれている。なお、メルロサアルムは梅毒や痔の洗浄薬らしい。

耕牛から求吾に書かれた手紙も現存し、六月二十一日付の合田求吾宛吉雄耕牛書状（合田家文書四二三号、合田慶助資料）には「無事帰国したことを喜ぶ」と書かれていることから、手紙は宝暦十二年（一七六二）のことと思われる。その他の手紙では、二、三の薬剤のことや患者への新治療の依頼、オランダ船が入港したことなどが書かれ、「帰国し、施療していることは喜ばしい」とある。耕牛は求吾の一歳年下であり、この手紙には師弟関係というより、友達同士のような親密な関連が伺えると胡　光氏は言う。

我が国の医学史上における偉大な先覚者である吉雄流始祖の吉雄耕牛について述べた。吉雄兄弟のおかげで合田兄弟も後世に残る仕事が出来たと言えよう。我が国の蘭学や西洋医術の育成に生涯を捧げた吉雄兄弟を偲び、ここに改めて、敬意を払いたい。

八、解体新書の前に書かれた「紅毛蠁述」

合田求吾（強、一七二三―一七七三）は若い時に開業する。しかし二十九歳の時、京で古医方を学ぶ。古医方はその頃の医療の主流であった後世派（陰陽五行説・五運六気説の理論基づく）に疑問を持ち、平安末期、鎌倉時代まで行われていた実践的な医療を重んじたものである。さらに、紅毛医学を聞きおよんで、ついに、三十九歳の時、長崎に遊学する。

長崎では吉雄耕牛とその弟蘆風に師事し、約二か月半、彼らのもとに連日通い、その講義を筆記した。これら日記風に書きとめたものを一巻は「紅毛蠁述」、二巻は「紅毛蠁言」、三、四、五巻はそれぞれ「西洋蠁述」というタイトルを付けた草稿本五冊とその中から取血法、汗、吐、下、薬方などを取りだして一冊とした未整理本「紅毛蠁言」がある。いずれも求吾の直筆で、その内容は外科、内科、薬方など多方面に渡る。求吾自身が述べているように、当時は「紅毛ノ蠁タダ外科アルノミニシテ内科アルナシト」と思われていたので、本書により数々の内科治療が我が国に初めて紹介されたことになり、その意義はきわめて大きい。

さらに、「西洋蠁述（第三巻）」（公益財団法人鎌田共済会郷土博物館蔵）の人体図は実に見事にスケッチされている。右は腹腔内を示したもので、上部には肝臓や膽（胆）、左右の腎臓などがほぼ正

確な場所に描かれ、腹部大動脈など血管系と共に下腹部には膀胱や尿管などが見られる。左は胃腸の

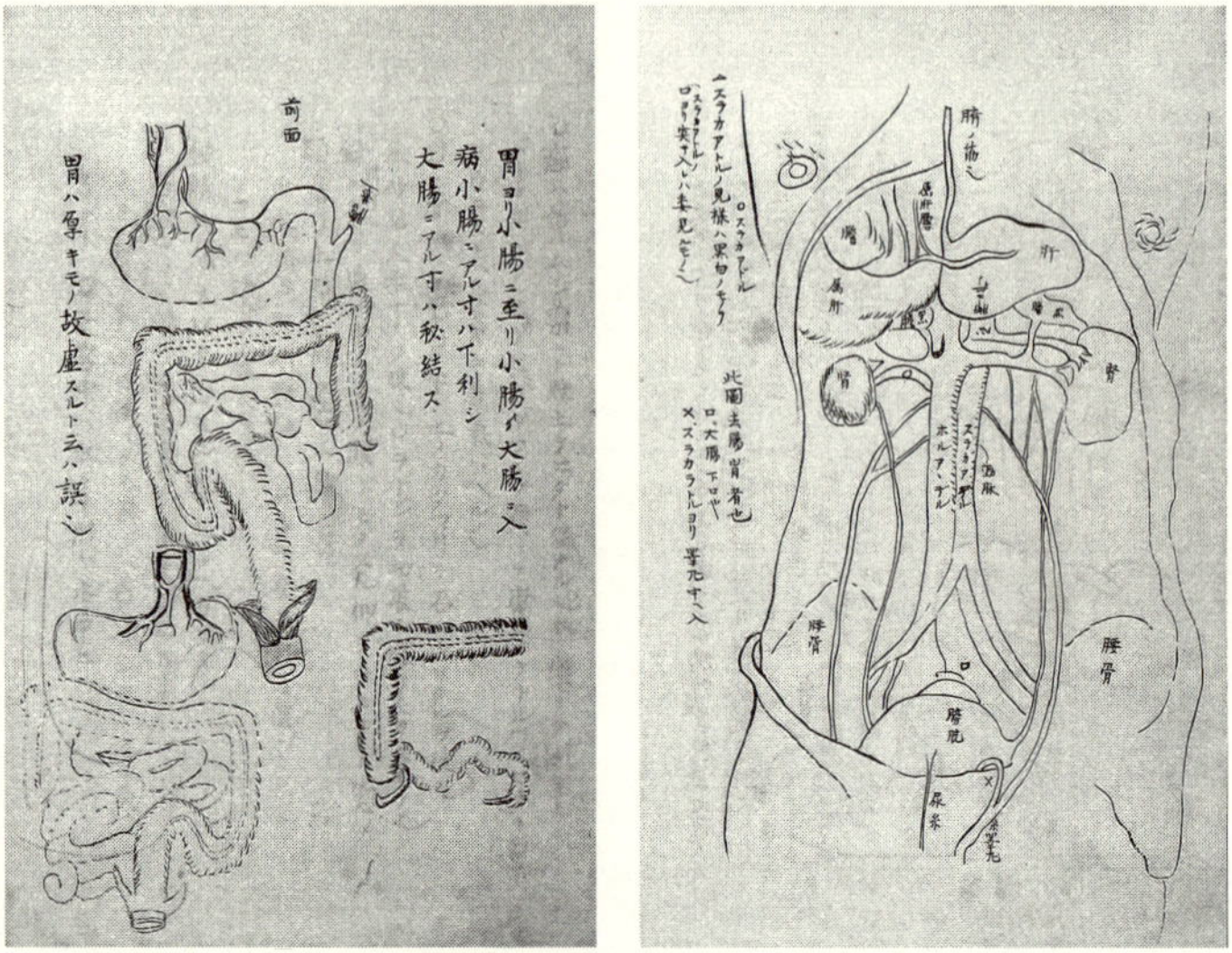

『西洋醫述（第三巻）』の人体図
（鎌田共済会郷土博物館 所蔵）

スケッチで、「胃ヨリ小腸ニ至リ、小腸ハ大腸ニ入、病小腸ニアルトキハ下痢シ　大腸ニアルトキハ秘結ス」とあり、胃、それに続く小腸、大腸の特徴が明かにされ、その臓器と病態との関係も記載されており驚く。

合田求吾のこれら人体解剖図は我が国初の人体解剖書「蔵志」（一七五九年）に記載されている腹部の解剖図と比較すると、求吾のスケッチは著しく詳細と言えよう。「蔵志」は求吾の師山脇東洋によって、求吾の長崎遊学の三年前に出版された。そして、求吾の「紅毛醫述（第一巻）」に、「ソノ図吾ガ邦山脇氏蔵志、栗山氏臓図ト符合ス」と書かれていることから、彼がすでに「蔵志」を見ていたと思われる。従って、求吾は吉雄耕牛らの示す西洋人体解剖図の詳細さに驚きながら、模写

したに違いない。しかし、四葉からなる「蔵志」の観臓図は頭部がなく胴体と四肢のみで未完成であるものの日本最初の人体解剖記録として近代医学の発展に寄与したことは言うまでもない。

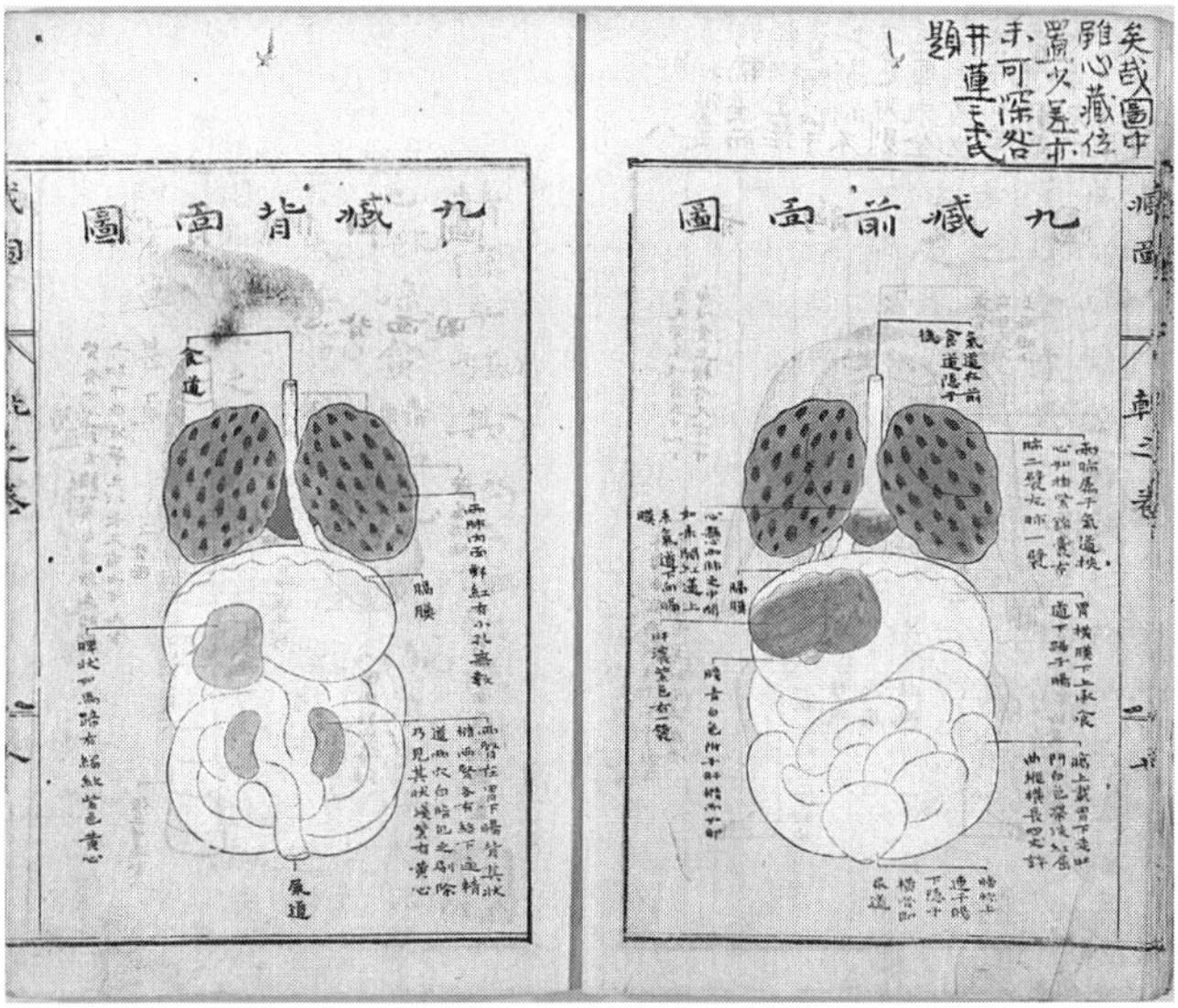

『蔵志』に記載されている腹部の解剖図
（臓志　２巻附録、京都大学附属図書館 所蔵）

山脇東洋（一七〇五—一七六二）は丹波国（京都府）の医家の子として生まれ、後に東洋と称した。二十二歳のとき、父の師山脇玄修の養子となり医を学ぶ。二十四歳で名門山脇家の家督を継ぎ、翌年、法眼を命ぜられる。古医方の医家、後藤艮山に師事する。人体の五臓六腑説に疑いを持ち、川獺《かわうそ》を解剖する。さらに、京都所司代の許可を得て、罪人の内部構造を直接観察し、「蔵志」を出版した。

栗山孝庵（一七二八—一七九一）は長州毛利藩（萩）に仕えた藩医で、京都で山脇東洋に学び、長崎に遊学する。孝庵は東洋の解剖から四年後の一七五八年、萩で男性屍を解剖する。翌年は女性屍を解剖し、我が国初の女体解剖と言われている。

解剖の意義が我が国にようやく理解され始めた時代に、西洋医学の講義を行った吉雄耕牛、また、その講義を「紅毛塁述」として残した合田求吾らは我が国の近代医学の先覚者といえる。

九、我が国初の西洋人体解剖図と人骨図

合田求吾の書いた「西洋醫述（第三巻）」の西洋人体解剖図には、腹腔内や胃腸などの所見の他にも、骨格図も記載されている。この図の左側に「外科部屋ニ此図ヲ掛テアルヨシ」と求吾の説明書きが見られるので、本図はオランダの病院において患者の病状や治療の説明に使われたのであろうか。その脊椎各部の名称については記載されていないが、現在の言葉で表現すれば、本図には頭蓋骨、頚椎七個、鎖骨、胸椎十二個、肋骨、腰椎五個、さらに、極突起、横突起などがかなり詳細に描かれて、さらに、骨盤と続き、上肢、下肢も見られる。

求吾のこの「西洋醫述」は我が国初の人体解剖図、山脇東洋の「蔵志」の三年後に出版されており、求吾は師東洋の「蔵志」にある脊骨側面図（図略）、支柱骨なども見ていたに違いない。従って、これらを念頭に、吉雄耕牛らの講義で提示される西洋人体解剖図の人骨図の詳細さに驚き、描いたに違いない。その詳細なスケッチは当時の人

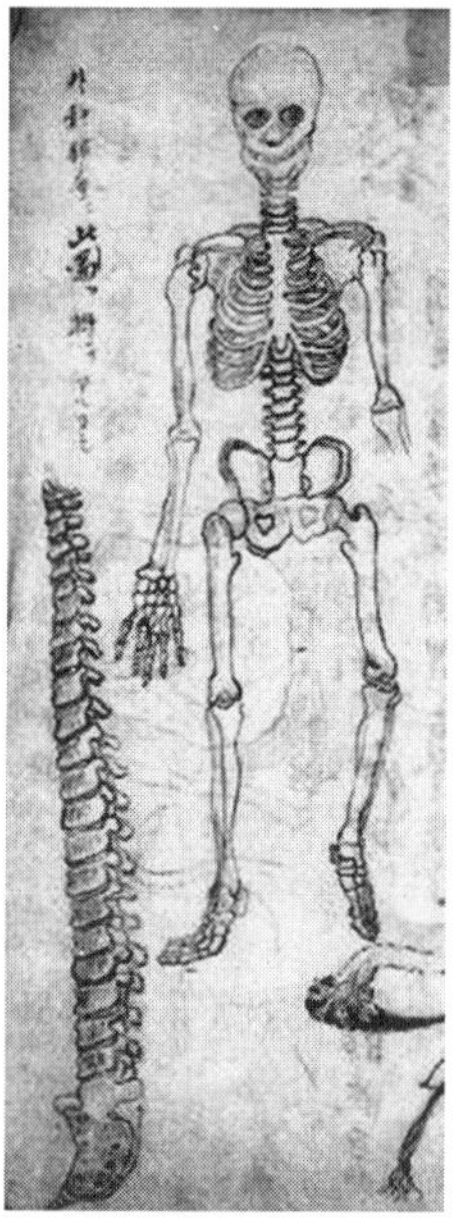

「西洋醫述（第三巻）」の支体全図と脊柱
（鎌田共済会郷土博物館 所蔵）

に注目され、何より、「西洋毉述」は西洋医学への関心を高めたことは言うまでもない。なお、富士川　遊氏は求吾の図譜を「我が国における西洋人体解剖図の最初の紹介」と評価している。

吉雄耕牛らの講義がどのような蘭書を基に行われたのだろうか。長与健夫氏は「紅毛毉述」に記載された内容、模写された図ならびにその蘭書の刊行年などから、「ゴルテル内科書」と考えているようだ。このゴルテル内科書はJohannes de Gorter（一六八九―一七六二）によって書かれ、一七四四年に刊行された。本書は、興味深いことに、宇田川玄随（一七五五―一七九七）によって和訳され、「西説内科撰要」（一七九三年）として刊行されたオランダ内科書である。従って、玄随より三十年も前に求吾は「紅毛毉述」を書き、西洋人体解剖図を描き、また、内科的医療についても紹介したことになり、改めて、郷土の先輩、合田求吾の偉大な業績を讃えたい。

合田求吾の描いた西洋解剖図のスケッチを見ると、観察力も、絵心もある。スケッチは、恐らく初めての作業であったろうが、短時間に描き上げたにしては上出来で、その西洋人骨図にしても要点は描かれているように思う。しかし、求吾の人骨図をその十年後に刊行された杉田玄白の「解体新書」に描かれる支体全図、脊柱全形と比較すると、両者の全体像はかなり類似しているものの、後者は立体感と迫力があることに気付かれよう。それは「解体新書」の図譜を描いた佐竹藩の画家小田野直武（一七四九―一七八〇）の力に負うところが多い。彼は浮世絵を描いていたが、平賀源内から西洋画法を学び、当時としては初めて遠近画法を用い、この道の先覚者となった。後に江戸に出て、源内の紹介で「解体新書」の図譜を描く。
「解体新書」の図譜はクルムスの解剖書を始め数種類のオランダ解剖書を参考にして作成され、「解体新書」の各々の図譜には符合が付いており、採用したオランダ解剖書を知ることが出来る。それによると、支体全図は「トンミュス解体書」（官医桂川法眼所蔵）そして、脊柱全形は「カスパル解体書」（玄白所蔵）を参考にしたとある。

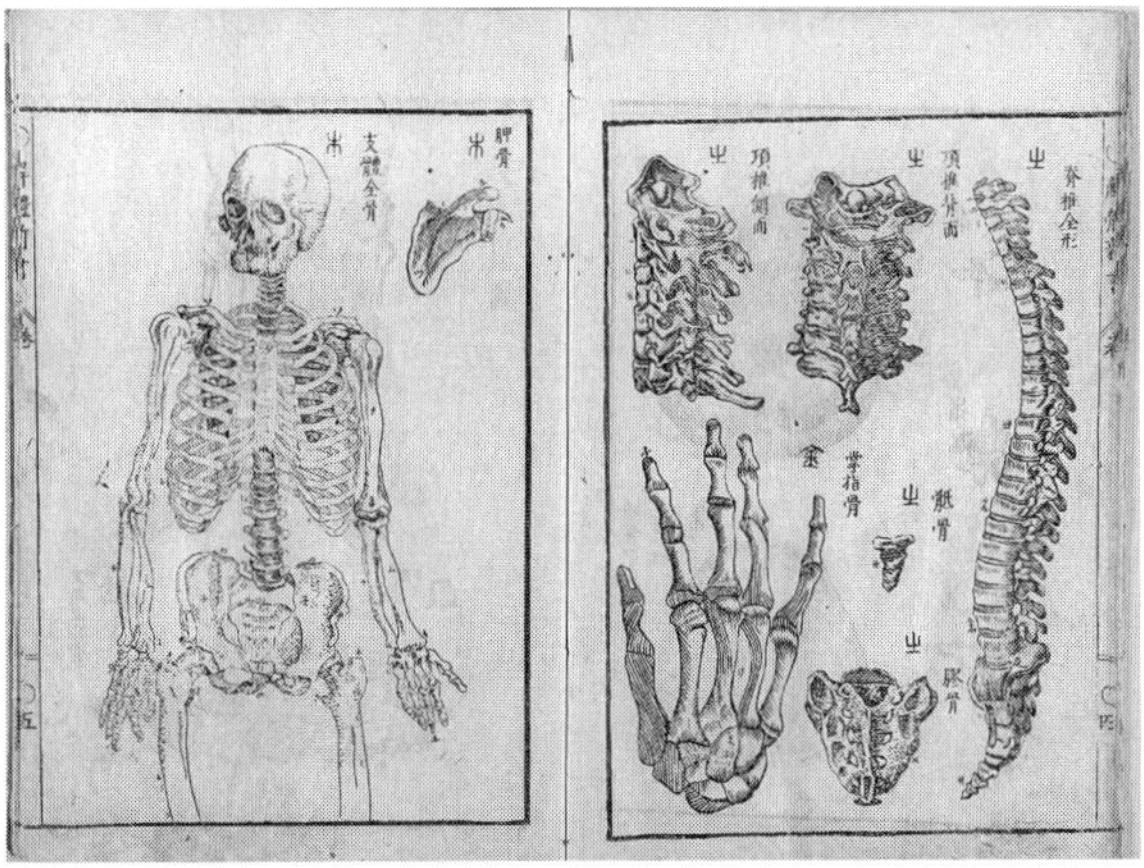

『解体新書』に描かれている支体全図と脊柱全形
（解体新書　4巻附序図1巻、京都大学附属図書館 所蔵）

「蔵志」より前に人骨を実写したパイオニアのことはあまり知られていない。根来東叔《とうしゅく》（一六九八―一七五五）は寛保元年（一七四一）、「人身連骨眞形図」と題する書物を書き、家伝とした。これが今日まで伝えられているのは、医師で江戸期最高の哲学者とされている三浦梅園（一七二三―一七八八）が友人の根来東麟（大分中津藩医）宅で、その父東叔が描いた人骨図を見て、「解体新書より前にこの様な人骨図の存在する」ことに驚き、その模写図を彼の著書「造物余譚」に紹介したことによる。小川鼎三（元日本医学史学会理事長）は「東叔の人骨図は観臓ではないが梅園のいうごとく確かに本邦検屍の先駆である」と評価している。

根来家は和歌山の根来寺の僧侶、医師の家系で、空海が中国から伝えた眼科を伝承し、代々その医業を営んでいた。東叔は眼科を開業していたが、視覚的に捉えない当時の陰陽五行説等を中心にした医療に疑問を持ち、人体の構造や仕組みに関心を持っていたにちがいない。彼は火刑に処せられた二人の男の遺骨が長い間野ざらしにされていたのを見つけ、組み立てて写生した（一七三二年）。それぞれの骨の特徴、また、その骨の数も調べ、その相互関係や骨の機能を念頭に置いて、全体像を科学的に見ているように思える。この東叔の人骨図は今日の人骨図に比較すると幼稚であるが、「その図の的確な抽象化とカラーの図は迫力に満ちたものがあり、根来東叔の実証精神がひしひしと伝わる」と川嶌眞人氏は述べており、私も同感である。

根来東叔の「人身連骨眞形図」には、われわれに馴染みのある骨名が記載されており驚く。頭骨、脳骨、頬骨、顴骨、上歯、下歯、牙歯、背骨、肋骨、尾骶骨、膝蓋骨、踝骨、跗骨などが見られ、これら現在、日常的に使われている用語が「蔵志」や「解体新書」の前の時代に既に使われていることが判る。

これらの医学用語が何時頃から使われ始めたのだろうか。世界最初の法医学書「洗冤録」（宋慈著、一二四七年）には遺体の死亡状況、死亡時期などの判定方法が記され、背骨、椎骨、肋骨、胸前骨、心骨、関節、手掌等の名前が既に書かれている。本書を参考に編集された書が十七世紀には我が国に伝えられた。さらに、それ以前にも遣隋使、遣唐使らにより中国医学が輸入され、医学用語が伝えられたに違いない。驚くことに、中国最古の医学書「黄帝内径」、特に「霊枢」には人体の生理、解剖について述べられ、肝、心、脾、肺、腎などの五臓、また、胃、小腸、大腸、膽（胆）、膀胱、三焦など六腑の名が見られる。

人骨を見る歴史は古く、伝統的中國医学においては、透明な人体を支える骨格や経絡図が描かれ、治療のツボを知る目印とされていた。「黄帝内径」には既に鍼治療の分類等がなされていると聞く。人体を客観的に捉えることは、古代から特別のものではないのかもしれない。

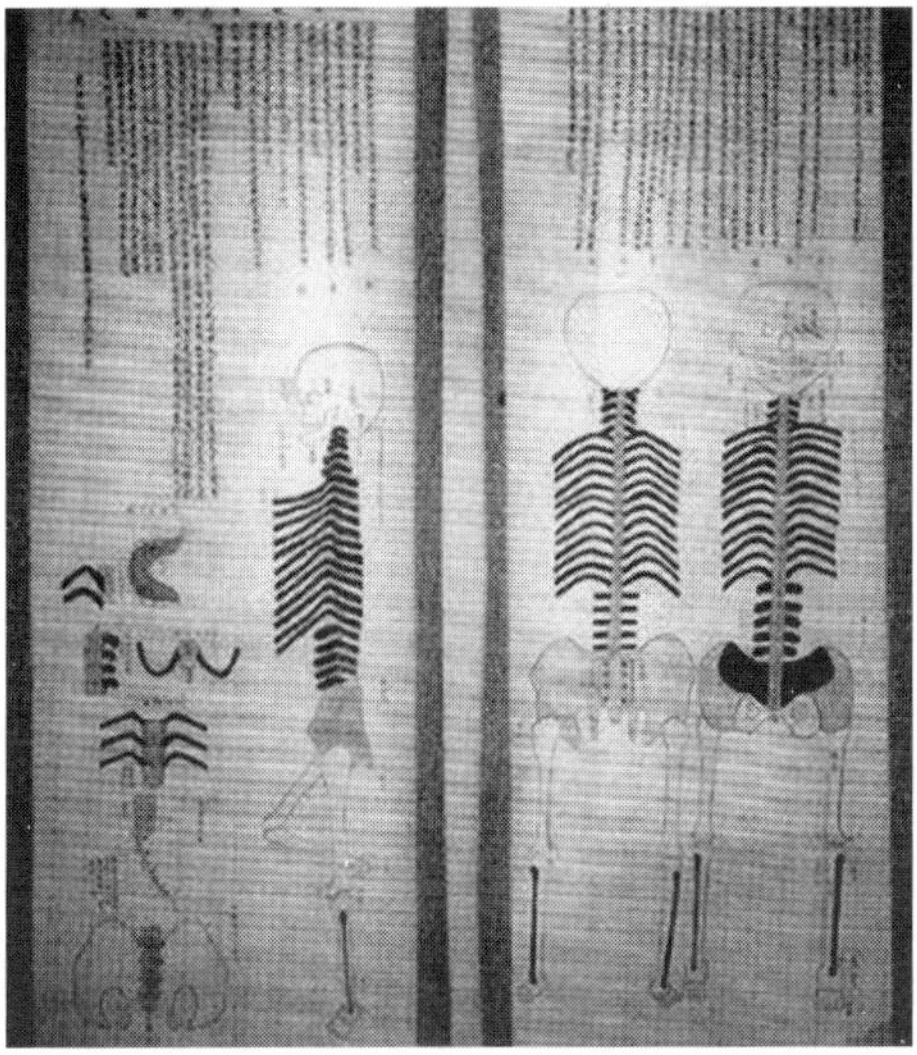

根来東叔「人身連骨眞形図」
（個人所有、村上医家資料館 所蔵）

江戸時代の医学史のなかで、山脇東洋の「蔵志」、杉田玄白らの「解体新書」、宇田川玄随の「西説内科撰要」などは燦然と輝いているが、「西洋蠶述」を書いた讃岐の合田求吾や「人身連骨眞形図」を残した京都の根来東叔らも我が国における医学の近代化の先駆者として語り継がれるべき偉人と言えよう。

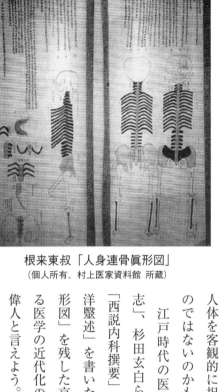

一〇、我が国初の西洋人体解剖図と人骨図(続)

既に述べたように、合田求吾や根来東叔らは人骨図に関して我が国に先覚的な業績を残しているが、人骨の歴史は大変古く、人骨は医学、医療のみならず文化全体に深くかかわっているようだ。その歴史を振り返ってみよう。

骨の語源は「字統」(白川　静著)によると、「上は残骨の形、下は肉(月)」、さらに、「骨は体の質なり。肉の核なり(太平御覧)」と付け加えてある。この中国の類書「太平御覧」(九八三年)の言うように、骨は「肉の核」と考えると理解しやすい。この時代に既に骨の字は存在するようだが、いつの時代から使われていたのだろうか。「黄帝内径」には、骨についても尻骨、扁骨、肩上横骨など骨の字がみられる。

合田らとほぼ同時代に我が国初の骨関節疾患及び損傷に関する著書として、「骨継療治重宝記」が江戸で出版されている(一七四六年)。本書は上巻(総論)、中巻(整復法)、下巻(薬方)からなり、中国の十七種類の医書を参考にして書かれたという。著者は高志鳳翼で、生没年は不明だが、古医方を学んだ。彼の描いた仰人骨名図は、かなり詳細に人骨が描かれ、その骨名も付いており、驚く。年代の推移と共に人骨の解析が進み、知識も増えたこともあろうが、高志鳳翼は生きた人間の治療経験を持っていたので、骨の機能やつながりを理解していたようだ。本書は我が国のいわゆる三大接骨記の最初に書かれたもので、彼の書名に「骨継」とあるように、これより「ほねつぎ」という言葉が一般化してきたと言われている。十八世紀に入ると、我が国では整骨学が大きな発展をとげ、これには高志鳳翼の貢献を見過ごしてはならないし、同時に、彼の業績は我が国における人体解剖史においても燦然と輝くと言えよう。

又、合田らよりさらに約四十年前に国学者坂内直頼（山雲子、一六四四—一七一一）が描いた「不

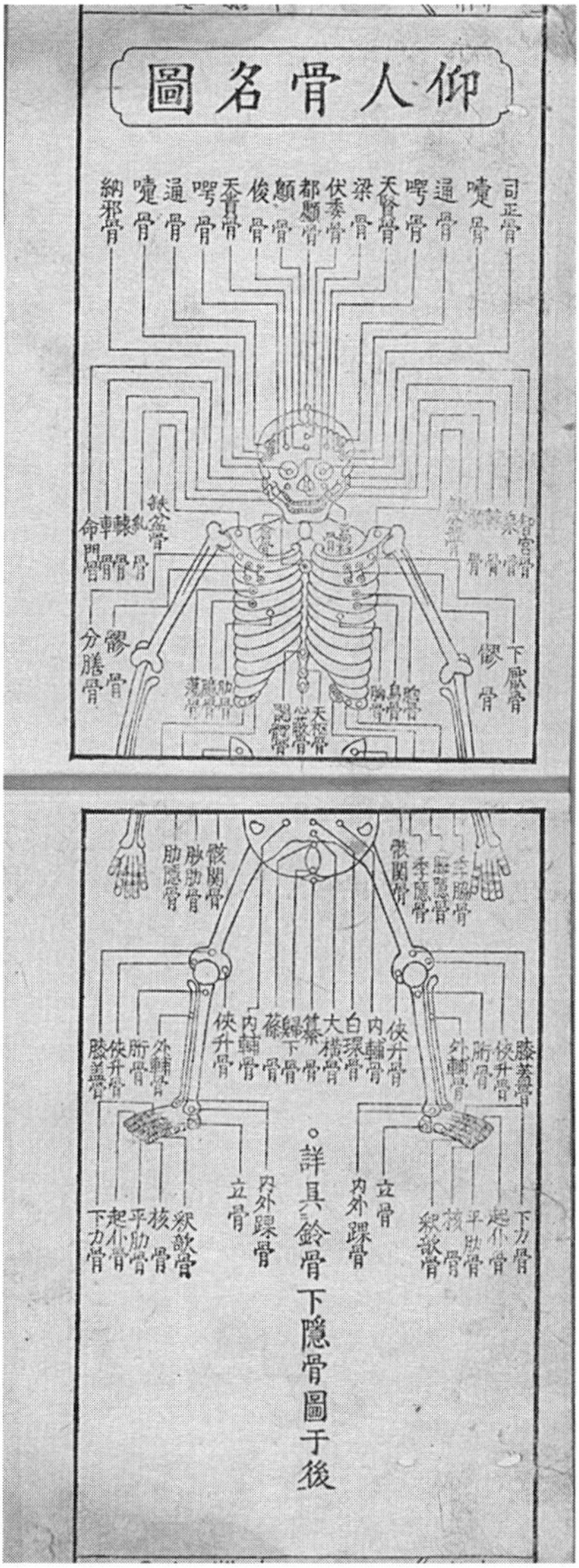

『骨継療治重宝記』の仰人骨名図
（骨継療治重宝記　2巻、京都大学附属図書館 所蔵）

浄観」と言うタイトルの「座禅を組む骨人」は臓観ではないが、我が国のこの前後の時代において、一流の出来栄えの人骨図と言えよう。

ウォルフガング・ミヒェル氏によると、「九想観」を説く経典が奈良時代に仏教と共に我が国に伝わり、空海や源信らにより普及し、その絵画は鎌倉時代から描かれたらしい。つまり、人の屍相を示すもので、野原に捨てられた若い女性の死体が腐敗してゆく過程を九段階（死想、血塗想、食瞰想、白骨散想、古墳想などなど）に分けて描かれている。これらを見ることによって、修行僧の煩悩がはらわれ、肉体は不浄なものという自覚と共に悟りが開けると考えられた。これらの思想は近世日本の身体感に大きな影響を及ぼしたにちがいない。なお、九想図としては、檀林皇后や卒都婆小町（一八一〇年、谷文兆）などが現存する。また、興味深い事に、日本画の近代化に貢献した江戸中期の画家円山応挙は波上白骨禅図（一七八七年）を描いており、その絵には西洋医学の人骨図の影響が見られる（図省略）。

さらに百年以上も前に、中国の張景岳は「類経図翼」（一六二四年）を書き、ここには多くの経絡図がみられ、その精緻さに驚く。「黄帝内径《こうていだいけい》」を参考に「類経図翼」を書き上げたとされる。東洋医学（中医学）では身体を静止している器官よりも気が回り流れる身体として捉え、これを重要視する。ここでは側脇肋総図と側項肩総図を示す。透明な人体を内部から支える骨格が描かれている。なお、これらの図を良く見ると、根来東叔の描いた「人身連骨眞形図」（一七四一年）と何処か類似点があり、東叔は「類経図翼」をすでに見ていたのではなかろうか。現に本書は十八世紀の初めに我が国に伝えられた。

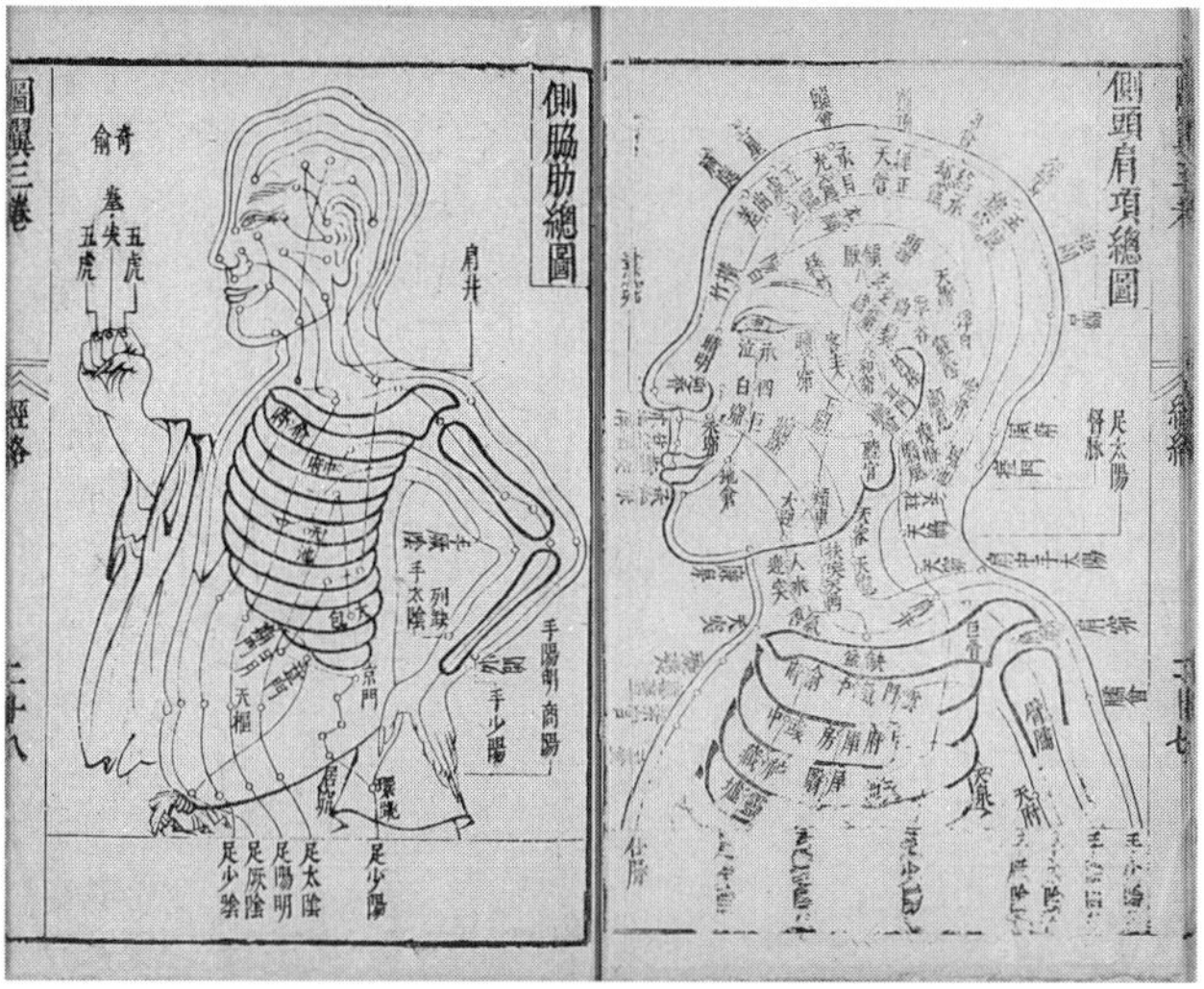

『類経図翼』の側脇肋総図と側項肩総図
（類経　目・32巻・図翼11巻・附翼４巻、京都大学附属図書館 所蔵）

さらに十三世紀に遡ると、中国南宋時代の「洗冤集録」（洗冤録、一二四七年）には、験骨図が見られる。本書は司法官僚、宋　慈（一一八六―一二四九）によって書かれた検屍書で、「洗冤」とは冤罪を洗う、そそぐ、洗い流すという意味がある。宋　慈は無実の罪で処刑された人を悼み、その汚名をそそぐために本書を企画したらしい。ここでは屍骸から自殺、他殺、事故死、病死、自然死などの死亡状況やさらに病因や死亡時期などを鑑定する方法が詳細に体系的に記載され、その説明文の中には背骨、椎骨、肋骨、胸前骨、心骨、関節、手掌などの用語もある。本書は十八世紀に、世界最初の本格的な法医学書としてフランスで注目され、その後、英語、オランダ語、ドイツ語などで翻訳され、高く評価されたという。我が国には十七世紀後半に唐本や朝鮮本として伝来しており、数々の医学用語も当時、我が国に伝わったに違いない。

西洋では紀元前三世紀、エジプトのアレキサンドリアにおいて人体解剖が始まる。しかし、その後、解剖学と生理学の基礎を築き、中世を通じて最も医学の権威とされるガレノス（一二九頃－一九九）ですら動物の解剖が主体で、人体解剖はしていない。キリスト教では人体解剖を禁じたので、中世の人骨図はアレキサンドリアや古代ローマの解剖図を基につくられたらしい。

十三世紀末からイタリアにおこりヨーロッパに波及したルネッサンスの到来、自然科学の勃興と共に、人体解剖がおこなわれた。その代表的な例は著名な芸術家レオナルド・ダ・ヴィンチ（一四五二―一五一九）で、彼が人体解剖に関心を持ったのは人間を描く上で、解剖学的視点が必要と考えたのであろう。彼は三十体以上の死体を解剖し、実写した七百枚以上の解剖図を残しており、その中には解剖学史上にきわめて価値のあるものもあるらしい。筋肉の働き、心臓弁の構造、各器官の機能を研究しており、彼は科学者と言えよう。

ダ・ヴィンチの描いた解剖図は後世に多大な影響を与えたことは言うまでもない。彼の次の時代に解剖学の始祖とされるアンドレアス・ヴェザリウス（一五一四―一五六四）が本格的な系統解剖書「ファブリカ」を一五四三年に著すが、その画風さえもダ・ヴィンチのデッサンから影響をうけたのではないかといわれている。ダ・ヴィンチは人体解剖学を系統的に初めた先覚者といえよう。

合田求吾が長崎において「紅毛醫述」にスケッチした人骨図はダ・ヴィンチやヴェザリウスらの人骨図と良く似ているように思えないでもない。そのことから、吉雄耕牛が求吾に示した人骨図はダ・ヴィンチの人骨図、または、これを基にして画かれた人骨図などではなかろうか。なお、我が国における解剖の記録は、周知のように、一七五四年に著された山脇東洋の「蔵志」で、ヴェザリウスに遅れること約二百年である。

一一、讃岐に移住した築地正見とその一統

築地正見（一六九三―一七五五）は諱を尚教、号を参亭という。周防国、徳山（山口県周南市）の人で、徳山藩毛利家侍医の遠藤自的と親しかったらしい。父の名は正説というが、医を業としていたかはわからない。

徳山藩（四万五千石）は毛利就隆（輝元の次男）が兄秀就の領地から都野、佐波、熊毛、阿武を分与され立藩し、初代藩主となる。

正見は長崎に遊学し、吉田休庵（吉田流外科の祖吉田自休の門人に吉田自庵の名があるが、休庵の名前は見つからない）に習う。紅毛流外科を学んだと思われる。

享保十四年（一七二九）に郷里を去り、翌年、讃岐に来た。正見はすでに蘭方医術を学び、外科を得意とし、三十八歳の働き盛りであり、讃岐で進んだ医術を提供したに違いない。その頃は漢方医の時代で、讃岐には蘭方医はいなかったのではないか。讃岐から初めて長崎遊学を果たした医師は古高松の久保桑閑で、宝暦二年（一七五二）のことである。従って、正見は桑閑より少なくとも二十年以上前に讃岐で開業しており、讃岐における最初の蘭方医と言えよう。

正見の名は占部氏の「高松藩藩士録」には築地家外科の初代として登録されているが、禄高の記載

はない。宝暦五年（一七五五）、六十八歳で死去し、高松の西方寺に葬られた。男子が三人あり、長子が文長（尚明）である。

私は正見と同郷であり、今回、思い立って、高松市西宝町三丁目にある西方寺を訪ねた。道の左側に大きな地蔵が等間隔で並ぶ坂を登ると、西方寺の大きな石柱が見られる。その山門を入ると、広い敷地には寺務所の標識を掛けた屋敷はあるものの、本堂はない。そこへ寺務所から女の人が出てこられ、幸いにも、いろいろな話が聞けた。

本堂は昭和六十二年に火災で焼失したという。西方寺の墓地は昭和二十六年、崖崩れや県道三十三号線の整備などの為に、あちこちに移転された。その移転の際、正見と二代目の文長の墓碑は共に路傍に捨てられており、当時の高松市立図書館員宮田忠彦氏がこれ等を発見し、碑銘を写し取ったらしい（高松医学医事史）。また、後に述べる藩医但馬来山も同じように西方寺に葬られたというので、これにも御参りしたかったが、残念であった。なお、この広場には昭和三十年に沈没した紫雲丸の遭難者慰霊碑があり、ここでは毎年、生存者や遺族による慰霊祭が行われていると聞く。

築地文長（一七一六―一八〇一）は諱を尚明、号を九井という。築地家二代目で、父正見より外科を学ぶ。築地家の医術が秀でていたと思われ、世襲制が多かった時代にもかかわらず、宝暦三年（一七五三）に藩医となる。さらに、五人扶持の表医師、次いで七十俵五人扶持の奥医師に進み、高松の番町に住む。宝暦、明和年間にわたり高松藩に仕える。詩文にも秀でており、多くの人と交流する。

長命で、八十六歳で逝去した。

「高松藩分限帳」（天明七年、一七八七）によると、藩医は大寄合の次で、船奉行、町奉行より先に記されている。医師の身分は御匙、御匙格、奥医師、表医師の順位で、禄高は御匙が二百石（五百俵前後）と最も多い。表医師は七人扶持である。この頃は専門医として、本道（内科）、外科、歯医師、針立、鍼治、目医師があった。なお、代々藩医として勤め、活躍した高松藩の医家として、菊地家（内科）、ここで述べる築地家（外科）、手塚家（目医師）、兼康家（歯医師）などが挙げられている（香川県大百科事典、昭和五十九年）。

築地言章（一七三六?—一七六〇?）は字を子望といい、築地玄琳（文長の弟）の子、つまり文長の甥である。文長の養子となり、築地家三代目を継ぎ、番町に住む。

言章は宝暦六年（一七五五）頃、長崎に遊学する。

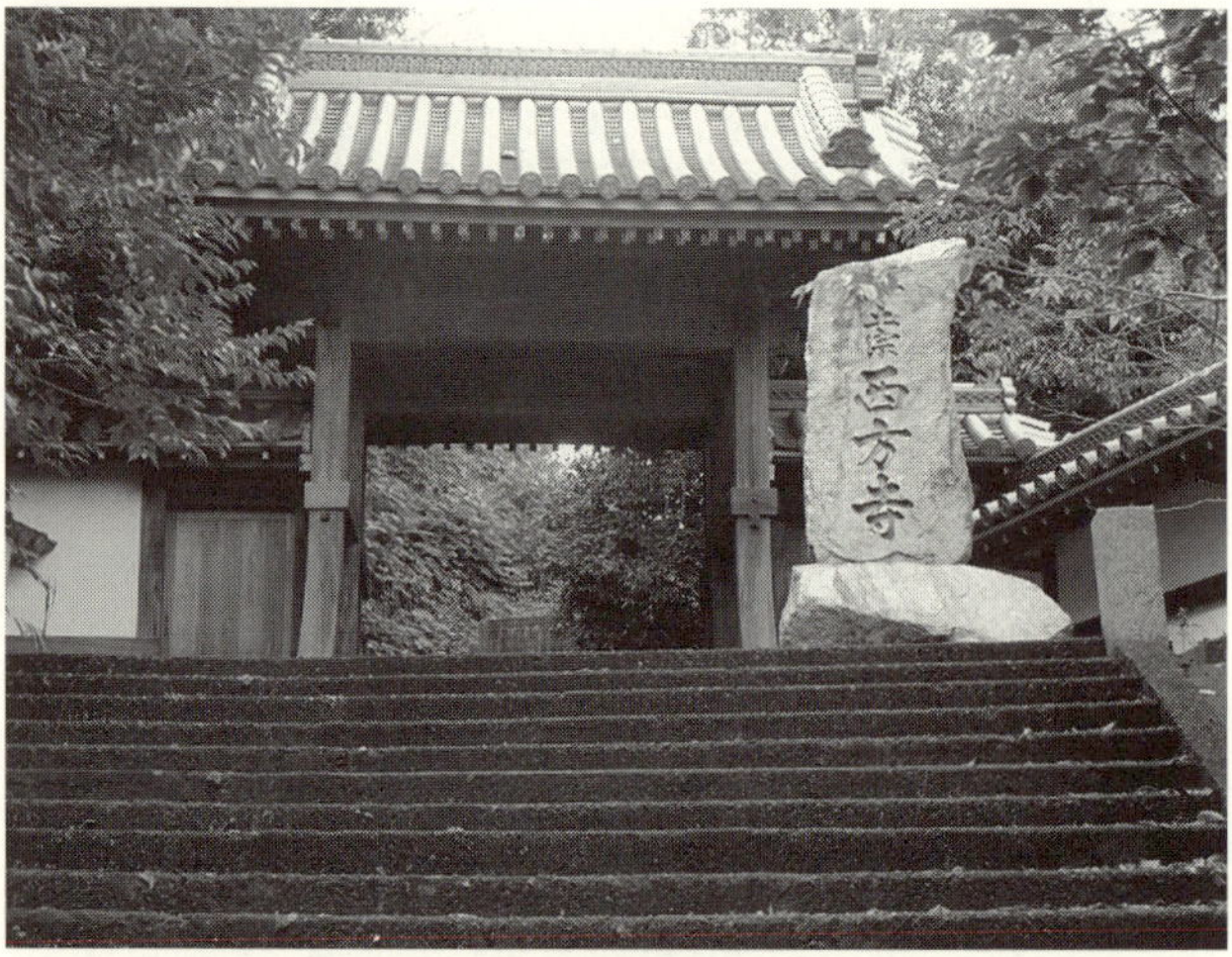

西方寺

そこでは吉雄流の元祖吉雄耕牛から学んだと思われる。この長崎遊学は讃岐では最も早い方で、相前後して、久保桑閑（古高松）や合田大介（和田浜）らがいる。言章は家柄が良く、また、極めて優秀だったようで、表医師、奥医師を経て、御匙となる。詩文を好んだという。

築地家四代目は築地栄哲で、玄通、立庵ともいい、言章の子である。本道（内科）、外科を得意とした。

文政七年（一八二四）、立庵は九代藩主頼恕の奥方倫《つね》姫の「御出産掛り」を申し付かり、但馬来山と同行して江戸に行く。そこで立庵、但馬来山、秋山孝寛、小西立達、秋山深斎ら五名はお産の主治医として腕をふるう。

但馬来山は香川郡東浜村（高松市東浜町）の出身で、文政二年に長崎遊学する。文政七年（一八二四）に高松藩に呼び出され、表医師となる。来山は「御奥様拝診忘備録」を残しており、その中には築地立庵の活躍、例えば、「奥方が風邪気味で葛根湯を

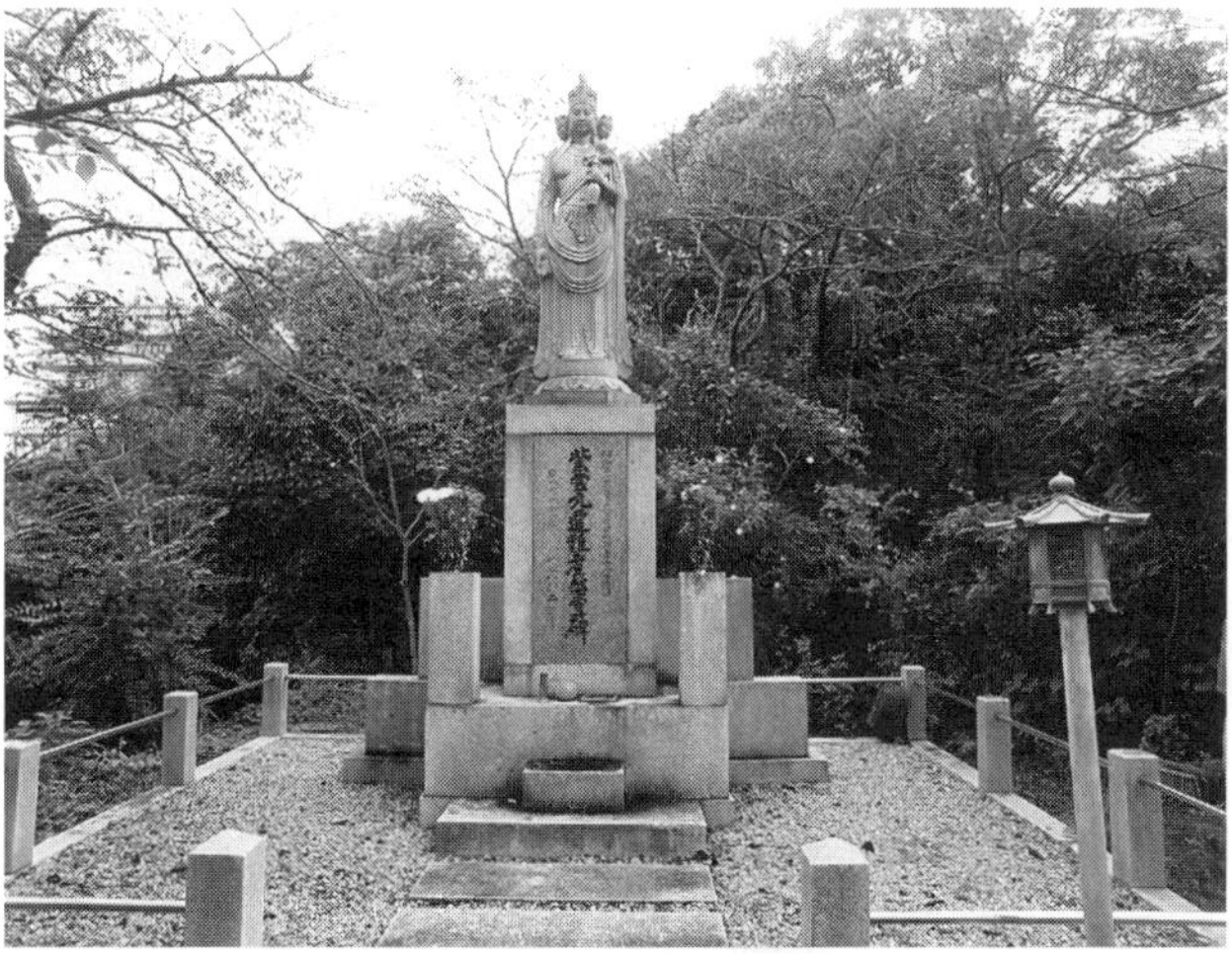

紫雲丸遭難者慰霊碑

処方した」という記事がある。五名の主治医の日々の診察、臨月並びに産後の当直医師の活躍、さらには、頂き物などが細かく記載されており、興味深い。

その後、立庵は奥医師を経て御匙となり、当家の名をさらに高めた。番町に住み、禄高は二百石で、これは高松藩医の中で最高といえよう。

五代目の築地謙蔵は仲山、立庵といい、同じく番町に住み、父と同じ禄高の二百石を頂戴し、奥医師として、高松藩の重責を果たした。

六代目は築地寛で藩医となるが、禄高は二十石と低い。廃藩置県により、禄高は著しく少なくなった時代である。彼も番町の同じ屋敷に住む。

なお、高松城下武家屋敷住人録（昭和五十五年刊）には、享保中期から明治初年まで住んでいた藩士の姓名、職名までが住宅地図と共に記載されている。この屋敷住人地図によると、築地家は二代目文長以来代々が法泉寺の近く（番町）に住んでいたことが確認できた。

高松藩医にはもう一つ築地家があり、その一代目の築地立甫は四代目栄哲（玄通）の子で、分家したものと思われる。やはり、番町の本家のすぐ近くの屋敷に住み、奥医師となり、五人扶持であった。

立甫の弟、喜十郎は牢人（郷侍）で、山田郡池田村に住み、また、喜十郎の弟、与市も牢人で、山田郡古高松村に住む。

周防徳山から讃岐に来た築地正見を初代とする築地家は、高松の番町に住みつく。初代と三代の二名が長崎に遊学した。その本家は六代にわたり高松藩医となり、二、三、四、五代は奥医師、さらに三、四代は御匙となる。分家においても立甫は奥医師として重責を担い、築地家は後世に名を残した名家といえよう。

一二、勝間村の安藤義陳と愿庵《げんあん》、並びに高瀬の医家

勝間村は三豊郡高瀬町中央部の旧村名で、明治二十三年（一八九〇）上勝間、下勝間が合併して勝間村が成立した。勝間の地名は「続日本紀」に勝間田とあり、これを勝間と二字に略したものらしい。この地域には二二〇余りの溜池があり、米作中心の農業地域で、高瀬川が流れ、その西部には国道十一号線が通る。昭和三十年（一九五五）、近隣四村（比地二村、上高瀬村、麻村、二ノ宮村）と合併し、高瀬町となる。

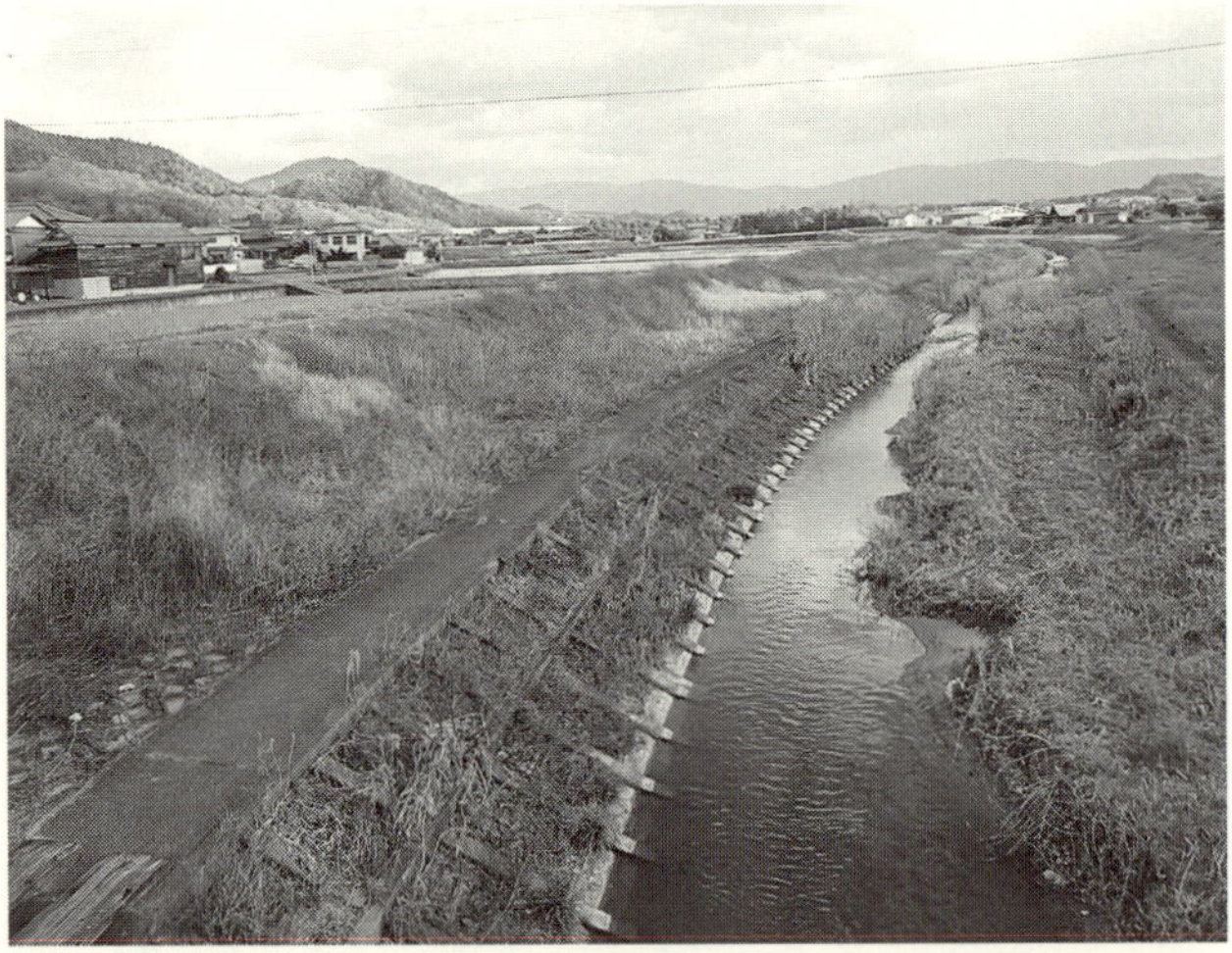

高瀬川

瘍科の安藤義陳

安藤家の先祖は濃州（美濃国）伊尾城主安藤伊賀守で、中世に三野郡勝間村に移住し、その後、安藤東明（一七〇三―一七四八）が傷を専門とする医業を始めた。

安藤義陳（一七三八―一八一六）は東明の子で、壮年になって長崎の頴川《えがわ》氏に瘍科（癰《よう》や疽《そ》を扱う）を学ぶ。頴川氏には十家系あり、そのうち六家が唐通事で、この一統に瘍科を学んだと思われる。

義陳は瘍科の奥儀を極め、郷里に帰る。父の医業を継ぎ、また家伝の膏薬を創製して治療を行い、初代安藤道啓を名乗る。名声は四方に及んだという。藩士の治療も命令され、後に、藩侯の拝謁を許された。性格は温順で、勤勉で、質素で、名声はさらに高まる。法号は累徳院義陳道休居士という（以上、安藤道啓碑文より）。

さて、今回、安藤道啓の碑文から、義陳が長崎に遊学したことを知った。長崎遊学者（医師）のリスト、高松医学医事史（「新修高松市史Ⅱ」、昭和四十一年）や「長崎遊学者事典」（平松勘治、渓水社、平成十一年）にも義陳のことは記載されていない。長崎遊学医師といえば、当時、蘭方医学を学んだ者に限ったのかもしれない。しかし、義陳は長崎に遊学し瘍科を学んだのだから、以後、長崎遊学者として、その一覧に加えることにした。なお、森　幸雄氏の最近のレポートには、「義陳、さらにその子、房蔵も長崎で瘍科を学ぶ」と記載されている。

安藤房蔵（一七七〇―一八三八）は義陳の次男で開業し、二代目道啓と称す。法号は施膏院義元道遊居士。

安藤一彦（一七九八―一八七一）は房蔵の子で、三代目道啓を名乗り、安政四年（一八五七）には西讃の三人の医師頭取の一人を仰せつかった。法号は松壽院圓鏡義重居士。

安藤虎助は一彦の弟で道平と称し、辻村山本で開業する。

安藤彦三郎（一八二九―一八九四）は虎助の子で、四代目道啓となる。法号は慎徳院芳光義榮居士。

安藤道輔は彦三郎の兄で仁尾村にて開業する。

安藤義孝は彦三郎の子で、家伝の膏薬を発売する安藤道啓堂を経営した。

安藤義清は義孝の子で、熊本医専を卒業し（大正三年）、故郷の勝間村において、安藤道啓堂醫院（外科、皮膚科）を開業する。昭和四十二年に閉院した。彼の弟の房雄は外科医である。

安藤義孝の治療記録

義孝の治療記録（明治四年から六年に記帳したと思われる）が安藤家の襖の下貼から見つかり、「三豊史談第一号」（森　幸雄、二〇一〇・六）に発表されているので、少し紹介する。

患者の訴えの多くは腫れもの（出来もの、ちょう、瘍）で、その部位は手、指、もも、足等に認められ、切り傷などの創傷は少ない。女性では授乳期の乳腺炎の患者が多い。患者は男性が八割、女性は二割で、子供は全体の二割程度で少ない。

患者は勝間、高瀬が約二割で、近隣の三豊、観音寺を含めると九割、その他は遠方の県内のほか県境を越えた三好、池田町からも訪れている。遠来の患者のために、宿を供する民家があったという。

義孝は患者をほぼ毎日診療し、九月から十二月までの九十七日間で休診はわずか七日間であった。その間、延べ三七二人の患者を診療し、ほとんどが新患という。

医者費としては、平均米二升ぐらいで、庶民にとっては安くはないだろう。

勤王の志士と交流した安藤愿庵《げんあん》

安藤愿庵を名乗る医家の五代目（一八四七―一八九五）で、三野郡上勝間に生まれ、幼名は百平、後に愿立又は愿庵と称し、諱は知積という。備中倉敷の森田節斎から詩文を学ぶ。節斎（一八一一―一八六八）は猪飼敬所《いがいけいしょ》や頼山陽に、次いで昌平黌で学んだ後、京都、備中倉敷などに開いた塾から吉田松陰ら尊王攘夷派志士が輩出する。

愿庵は節斎に学ぶと同時に島田泰夫（倉敷藩藩医）について医術を学び、後に、高松の柏原謙益の門人となり、医学を学ぶ。さらに、長崎に遊学し蘭医勃《ぼつ》氏に生理学を習い、医術は上達する。蘭医勃氏とはボードウィンと思われるが、彼の在日期間や愿庵の年齢などからすると、再考を要する。

愿庵は讃岐に帰り、高松病院の一等直医となり、名を成した。その後、帰郷して医業を継ぐ。名声は益々揚がり患者は日に約百人と言われる。当時の医師は馬に乗って往診していたが、愿庵は温和な牛に乗って行き来したという。

また、琴平の呑象楼の日柳燕石や徳島出身の尊王攘夷家美馬君田ら維新の豪侠と交友した。これは森田節斎の影響といえよう。「侃諤（剛直憚ることなく直言するさま）の弁を以て時務を討論し、卓説およぶ者なし」といわれた。また、突塵庵独独逸坊主と称し、諧謔が口を衝いて出て、名吟もたくさんあるらしい。しかし残念ながら、愿庵の詩文を含めて、その資料、原稿は見当たらないという。

明治時代になると、愛媛県医務取締や那珂多度郡衛生会長をつとめ、医学界発展のため生涯をささげた。以上は安藤愿庵先生碑（友人　栗原亮一撰、明治三十四年）による。

なお、安藤愿庵は続・讃岐人名辞書（昭和六十年刊）には安藤徳庵と記載されている。

安藤　一は五代目愿庵の子で明治十年、勝間村に生まれ、大阪高等医学校を明治三十四年に卒業する。陸軍三等軍医として日露戦役に出征し、後に勲六等功五級を賜る。明治三十九年、勝間村で父の医を継承する。なお、現在、当家の医業は三豊市高瀬町上勝間にある安藤内科医院において、安藤愿庵の後裔安藤　弘医師により継続されている。

近世の高瀬の医家

麻村の西宇家

西宇周造は阿波（徳島）で生まれ、麻村（高瀬町）で開業する。藤田文良《ふみよし》は安芸国（広島）に生まれ、後に周造の娘婿となり、医業に従事し、明治七年には日進小学校の教壇に立つ。文良の長男藤田謙吉は麻村で生まれ、明治三十一年、内科医院を開き、郡会議員、村会議員、麻小学校の校医などを勤める。謙吉の長男藤田　豊は明治三十一年に生まれ、麻村の光照寺の近くで一九五〇年過ぎまで開業していた。

上高瀬の白井家

平安時代の武人の二十八代、権右衛門が高瀬に移住し、寛文年間に白井義明が開業する。その子孫の白井泰仲は丸亀藩医となる。泰仲の長男白井平馬と三男の白井此三郎も蘭方医学を修め、医業を継ぐ。平馬の嫡男白井　要は一八八七年、高瀬で開業し、三豊郡医師会長を務めた。要の長男白井　進、さらに進の長男白井　仲は白井眼科病院を、また、要の次男白井　鼎は白井耳鼻咽喉科病院を開業する。現在もなお、上高瀬の同地では医療法人明世社白井病院が眼科専門医療を引き続き行っている。

以上、勝間、上高瀬、麻村において江戸後期に長崎遊学を果たした医師は、安藤義陳（一七三八—一八一六）、白井泰仲（一七九六—一八六三）、西宇周造（一七七七—一八五八）、藤田文良（一八二四—一八八二）、白井平馬（一八二五—一八九四）、白井此三郎（一八三五—一八五九）、安藤愿庵（一八四七—一八九五）の七名にのぼり、早くから西洋医療が充実していた地区といえよう。

一三、松原道齊と「蘭方医学図譜」

松原家は清和源氏の末裔とされ、松原道齊（一七五三―一八一三）は高松城下（高松市）で生まれた。道齊は従兄弟の久保方堅のもとで蘭学、医学を学ぶ。方堅は讃岐初の長崎遊学を果たした久保桑閑の長男で、また、桑閑は道齊の祖父松原佐一郎の娘を娶る。

寛政七年（一七九五）、四十二歳の道齊は久保方堅を見習って長崎に遊学する。讃岐では第七番目の長崎遊学で、この頃は、「解体新書」のみならず大槻玄沢の「蘭学階梯」もすでに出版（一七八八年）されており、我が国の各地で蘭学並びに西洋医学に関心が持たれはじめた頃と言える。

長崎では道齊は蘭方外科を吉雄耕牛に学ぶ。そして、翌年の秋、学んだことを綿密に模写した図譜を持って帰国する。卓越した医療技術をもつ道齊は一八一三年、熱望されて本家の松原義勝（亮斎）の養子となって、松原医家二代目として地域の医療に貢献した。

吉雄耕牛は長崎生まれで、二十五歳の若さで大通詞となり、蘭館医バウエルらから外科を学び、医学の造詣が深く吉雄流紅毛外科を創始する。多くの舶来品を備えていたという吉雄塾「成秀館」の指導者でもある。全国からの長崎留学生のほとんどが彼の門人となり、その数は六百名以上といわれ、前野良沢、杉田玄白など後年の大家は勿論のこと、讃岐からも平賀源内をはじめ合田兄弟ら多くが学ぶ。

平成二十四年、高松市歴史資料館第六十一回企画展を開催するにあたり、松原家（讃陽堂松原病院、木田郡三木町）を訪ねた。その際、偶然、当家に残っている道齊の図譜を拝見できた。それは「蘭方医学図譜」と名付けられ、包帯の図、外科器機図、ユルホロン像などが筆写された一巻の巻物である。松原家、医家十二代の松原朋三（明治元年生まれ、讃岐の回帰熱の研究者、木田郡医師会長）が表装し、そこには以下のような後書が漢文で書かれていた。「分家松原家の外曽祖道齊は医を業とし、寛政七年春に長崎に行き、蘭方外科を学ぶ。翌年秋、遊学中に模写した図を持ちかえる。長い間、竹製の文箱に入れてあったため、シミに喰われており、昭和六年、松原朋三が表具師に依頼して、修復して横巻紙とした」。

十六世紀頃の南蛮人が伝えた物に、傷口を洗うためのアラキ酒、木綿糸、二、三の膏薬などがある。それまでの金瘡医は傷を縫わず、単に紙で押さえて軟膏を塗るといった治療法だった。十七世紀になると、出島オランダ商館医たちは、近世外科学の祖パレ（Ambroise Paré）が開発した銃創の処置法や四肢切断術、縫合法や包帯法などを紹介した。パレの名著、外科全書のオランダ語版（一五九二年刊）は我が国に一六四九年に持ちこまれ、紅毛外科医で長崎通詞の楢林鎮山が翻訳している。鎮山はその他の蘭書や出島蘭館医ホフマンの口授も参考にして、「紅夷外科宗伝」（一七〇五）を漢文で書きあげ、貝原益軒が序を書き、楢林塾の教材として代々使われた。吉雄塾でも本書は用いられ、道齊はその挿絵を見て、筆写したと思われる。

楢林鎮山（一六四八―一七一一）は江戸時代初期の蘭方医、幕命でオランダ語を学び、語学の天才といわれ、三十六歳で大通詞となる。後年、楢林流外科の開祖となり、吉雄耕牛と並び評される人物といえよう。

最近まで、「紅夷外科宗伝」の原典はパレの外科書とされてきたが、蒲原　宏氏の研究により、スクルテタス（Johannes Sclutetus）の「Armamentarium Chirurgicum（外科の武器庫）」からの引用がむしろ多いことがわかった。そして、長崎大学医学部が購入した本書（ラテン語、一六九三年　ライデン出版）の図と「紅夷外科宗伝」の図との比較を行っているがここでは触れない。

十八世紀のヨーロッパでは、ドイツ近代外科学の父といわれるハイステル（Lorenz Heister, 一六八三―一七五八）が「外科学」（Chirurgie）を一七一九年に刊行し、この分野の地位を高め、同著はラテン語、フランス語、英語などに訳された。日本へは蘭訳書「Heelkondige Onderwyzingen」（外科学教育（外科指針）、一七四一年刊）などが伝わっている。この蘭訳書について、大変興味深いことが杉田玄白の「蘭学事始」に述べられている。ある時、玄白の師耕牛が珍書を出し示して、「これは去年初めて持ち渡りしハイステルの「シュルゼイン（外科治術）」といふ書なりと。われ深く懇望して、境（酒、また、醤油と言う説あり）樽二十挺（一貫四五二文目と随分高価）で以て交易したり、と語れり」、「これを披き見るに、その書説は一字一行も読むこと能はざれども、その諸図を見るに、

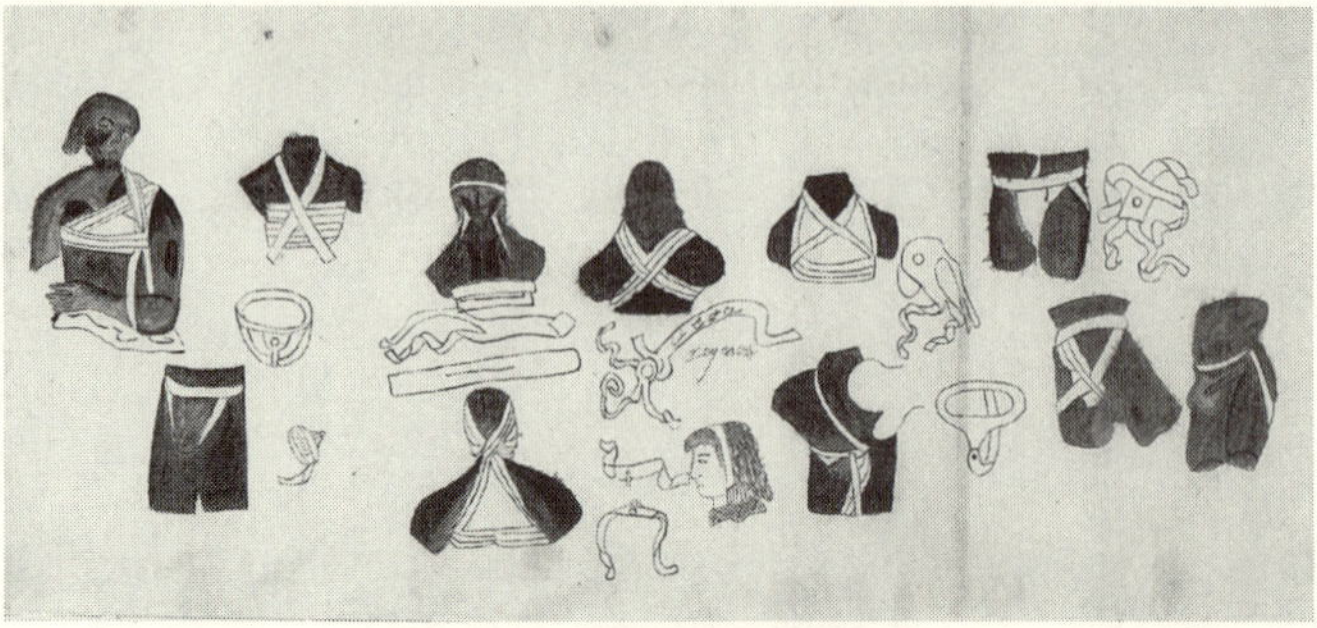

図１　頭部外傷治療図

和漢の書とは趣を異にして、図の精妙なるを見ても心地開くべき趣あり」とある。さらに、玄白はこの書を暫く借り受けて、昼夜写して、留学中に写し終えたらしい。これは一七六九年頃とされているが、勿論、吉雄耕牛は既に本書の図などを理解して、吉雄塾の講義に利用したに違いない。従って、道齊はわが国の最先端の書物から学び、これらを筆写したと言えよう。ハイステルの名とその医術は、玄白の弟子大槻玄沢が「瘍医新書」を、また、羽栗長隠（吉雄俊蔵、吉雄耕牛の孫）が「瘍科精撰図符」を書物としてまとめ、広まった。

さて、「蘭方医学図譜」のいくつかを示そう。

図１、２は身体各部における包帯の巻き方を詳細に示したものであろう。私が若い頃見聞きした方法とほとんど変わらない。図２では、右側に頭の包帯術の実際を、中ほどには二列並びに広幅四裂布包帯（a）や二裂布包帯（b）、次いで、下肢の包帯の巻き方が示されている。なお、図２の布包帯（a、b）とほぼ同じ図が楢林鎮山の著した「紅夷外科宗伝」にも見られて驚いた。

図２の左端には全身あちこちに包帯をした処置図があり、本図はハ

イステルの「シュルゼイン（外科学）」から抜粋された全身包帯処置図と極めて似ている。これに類似した図は「吉雄耕牛纒帛法図巻」（杏仁医館文庫）の中にある。耕牛は何れにせよ、パレやハイステルの包帯法、さらには「紅夷外科宗伝」なども参考にして講義し、道齊は図1、2を描いたのであろう。

図3には、三種類の鋏と三種類の把持鉗子、図4は別の種類の鋏、把持鉗子、ゾンデなどを示す。この様な多種類の手術器具がこの時代に存在していたことは道齊にとっても驚きであったに違いない。図4には十九世紀になってから発明され、ヨーロッパにおいて使われはじめたというコッヘルやペアンの止血鉗子、また、骨を齧るリュエル骨鉗子に似た鉗子が描かれており、十八世紀にもこれらと似た物がすでに銃傷や外傷の治療に使われていたようだ。

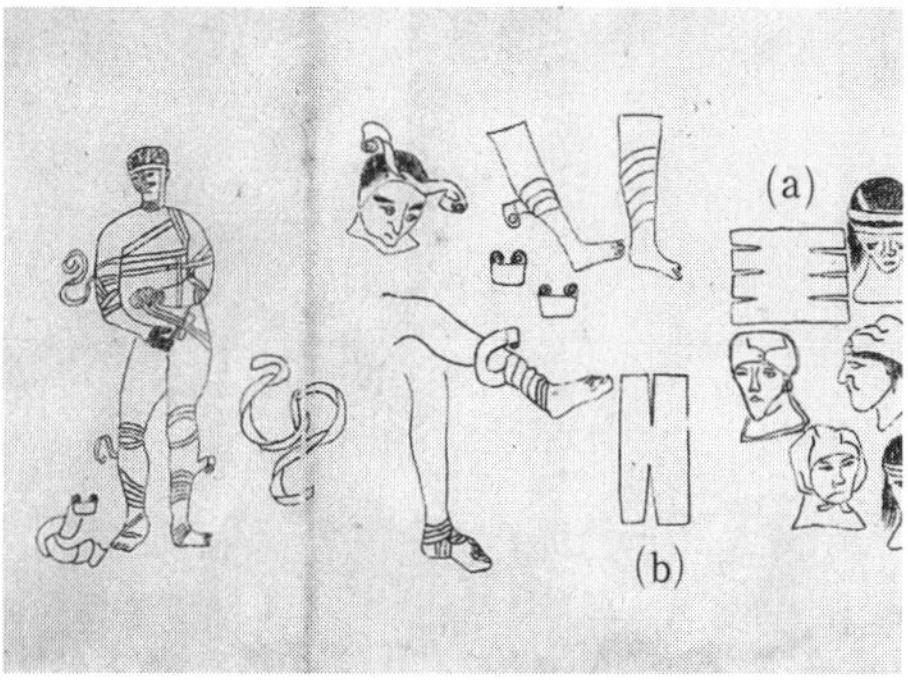

図２　布包帯図

図4の右端にはユルホロンという名の軍人または政治家らしき人が描かれている。ユルホロンについて、当時の文献を調べると「大槻玄沢訳の「瘍医新書」はハイステル著　ユルホルン（蘭）訳　杉田玄白起業」とあった。恐らく、ユルホロンはユルホルン（Ulhoorn, Hendrik, 一六八七頃—一七四六）と思われ、本書の翻訳は一七四一年とある。道齊がこの名著を蘭訳したユルホルンの労に

敬意を払って、彼を描きこんだのであろうか。

以上から、吉雄耕牛は近世外科学の祖、フランス人パレの外科全書、楢林鎮山の「紅夷外科宗伝」、ドイツ近代外科学の父ハイステルの「外科学」、さらにはゴルテル内科書などを参考にして、幅広く西洋医学の知識を門人に講義していたことが判る。

松原道齊の「蘭方医学図譜」は江戸中期の吉雄塾の講義の内容を、さらに、当初の西洋医療機器を提示したおそらく本邦初めての図譜であり、大変貴重な資料と言えよう。

今回、その一端を紹介したが、他にも多くの図があり、また別の機会に述べたい。

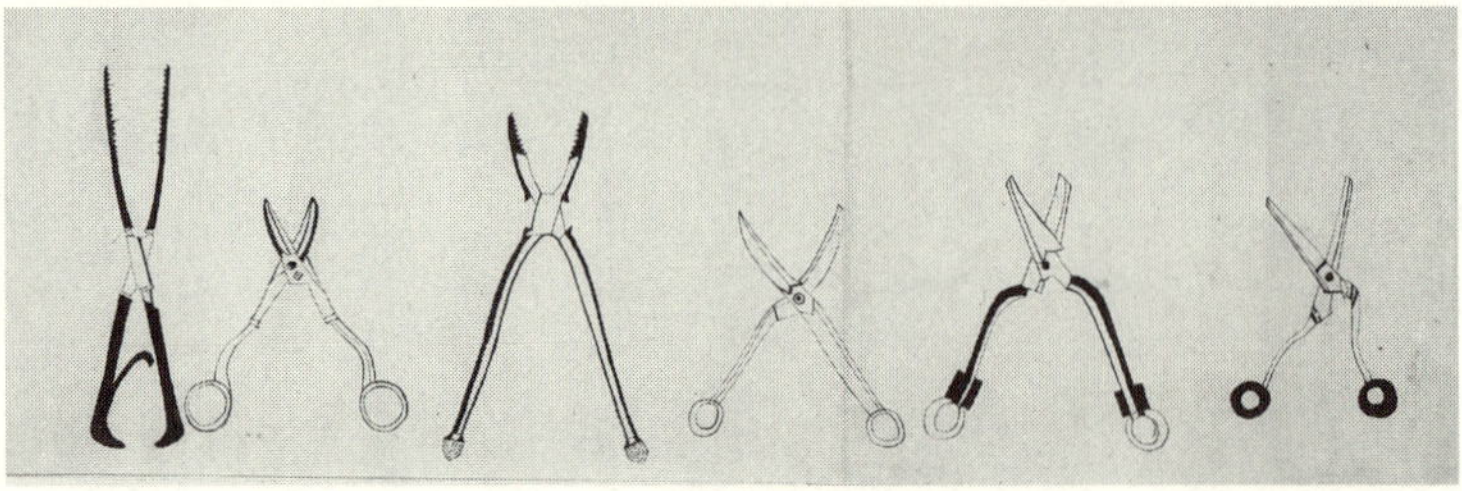

図3

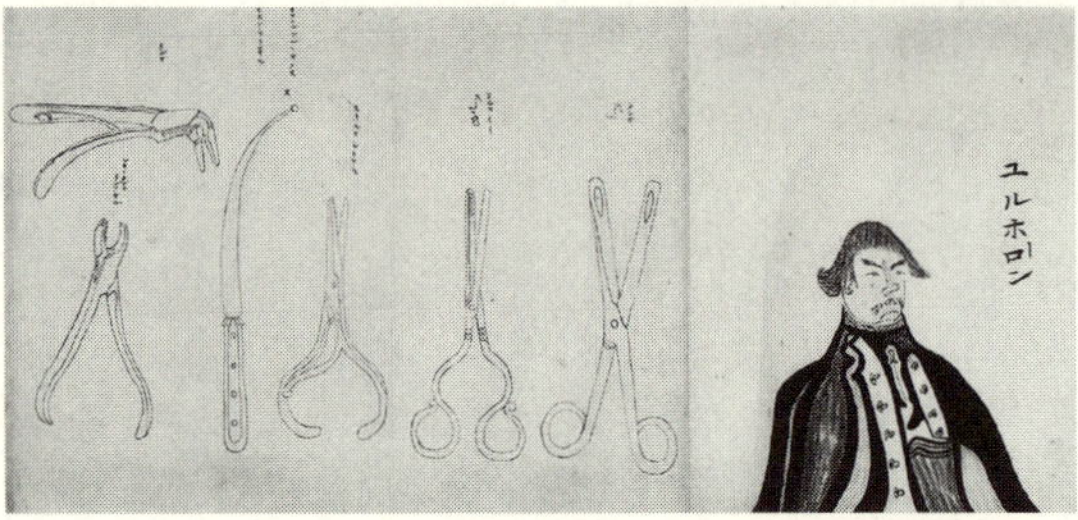

図4

一四、大野原の荘野清常と合田惟衷、並びに近世の医家

大野原は香川県の西南端に属し、愛媛に近く、三豊平野の一部を占め、讃岐山脈から燧灘に面し、現在は観音寺市に属す。古墳時代から住む人は多く、燧灘文化圏の一部として栄え、稲作が広まるとともに、多くの仏教文化を残した。江戸時代になり、京都の商人平田与一左衛門らによって井関池が築造され、開拓が進む。最初の入植は寛永二十一年（一六四四）とされ、その頃の家数は五十一軒で、身分は農家四十人、町人十人、牢人三人（うち二名は旧生駒藩家臣）、僧侶四人（妙法寺、光圓寺、徳玄寺、圓珠寺）などで、彼らの出身地は讃岐二十四人、近畿二十四人、伊予四人などという記録が残っている。その後、人口は徐々に増え、元禄七年（一六九四）には四三七軒、寛政十年（一七九八）には、家数は七三七軒となる。家数を世帯数として、四人住むとすれば、当時の人口は約三千人であろうか。なお、寛政年間から約二一〇年後の現在、大野原の家数は当時の約二・四倍となっている（久保道生）。

大野原は京極藩の治政を経て、明治二十三年、大野原村が誕生する。昭和三十年には近隣の村と合併して大野原町となる。その中央には杵田川が流れ、豊稔池、五郷ダム、井関池の他に大小一八〇余のため池が点在する。空海が開基したという地蔵院萩原寺、ゆる抜きで有名な豊稔池、雲辺寺ハイキ

ングコースなどがよく知られている。

長崎遊学した荘野清常と合田惟衷

荘野清常（一七六四―一八二八）は大野原から最初に長崎遊学を果たした。清常は字を春庵という。近隣に住む安藤道啓（膏薬医として名を成す）に学び、瘍科（かさぶた、おできなどの治療）を研修し、後に、その秘伝を授けられる。その後、清常は医術をさらに極めるために、長崎に遊学する。後に述べるように、大野原には尾池家など診療レベルの高い医家があり、また近隣の和田浜（豊浜）から長崎遊学した合田兄弟の活躍などにも刺激され、清常は質の高い医療を求めて遊学したものと思われる。この長崎遊学は讃岐では早い方で、時期的には吉雄耕牛から蘭方医学を学んだであろう。

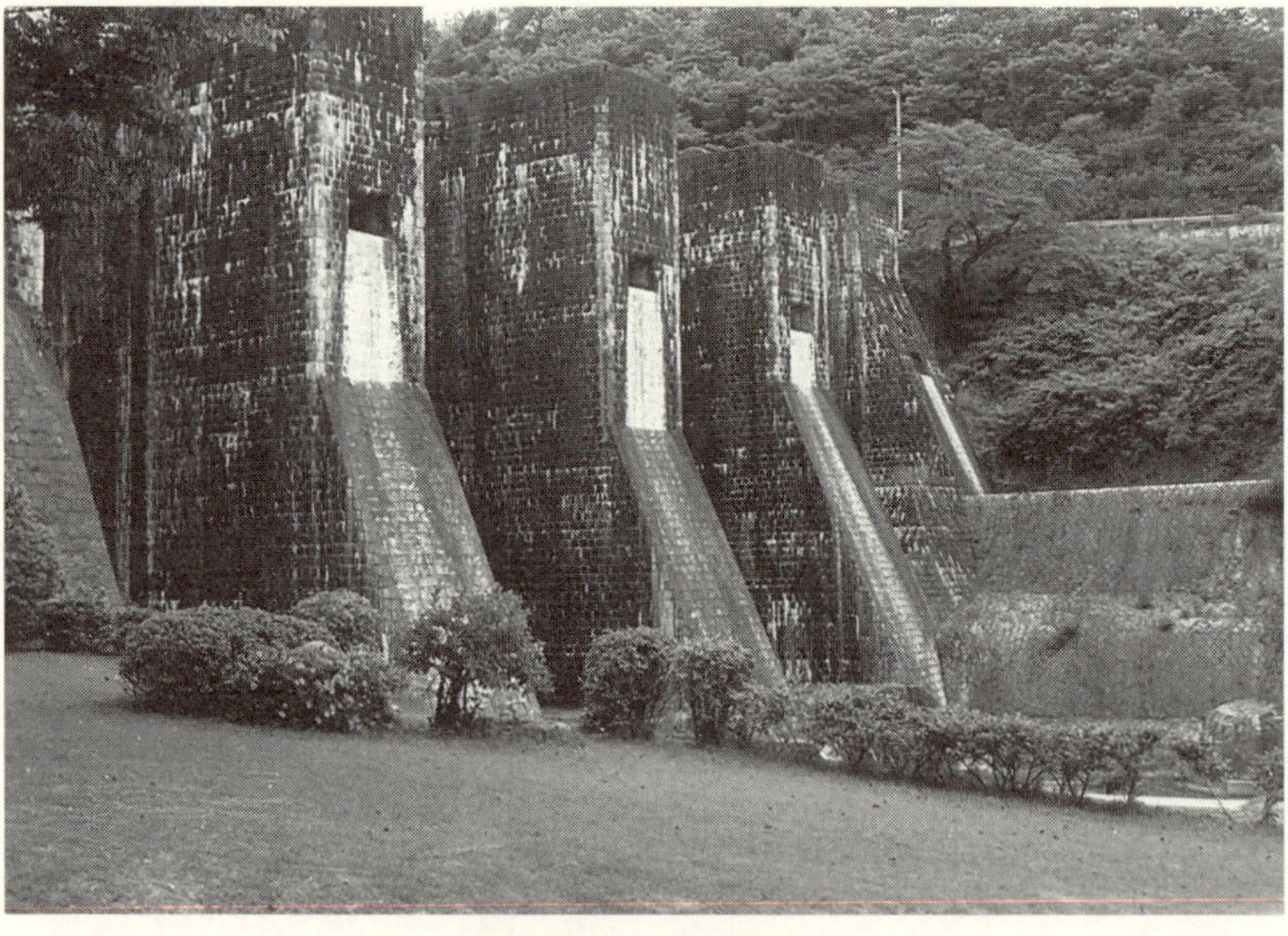

豊稔池（大野原町）

三年間の遊学を終えて、郷里で開業する。大野原初の蘭方医として名声は鳴り響き、多くの患者が訪れた。

合田惟衷（一八三五―一八九八）は大野原に生まれ、名を信之進、号を雲麗という。十六歳の時、備前に赴き、漢学と医学を難波氏について学ぶ。備前の難波氏とは難波抱節（一七九一―一八五九）のことと思われる。抱節は華岡青洲に外科を学び、全身麻酔で乳がんの手術もしたといわれ、門弟は全国から集まり千数百を超えたらしい。

惟衷はさらに、京都、大坂に出かけて医術をみがく。加えて、長崎に遊学し西洋医学を身につけた。この遊学は大野原にとっては六、七十年振りで、清常に次いで二番目となる。長崎への遊学は、極めて稀な行動であったことが分かろう。

長崎から帰国した惟衷は文久元年（一八六一）、下木屋に寓居をかまえ、医業を始める。当時の近代医学を学んだ医師として、多くの患者が集まったという。

明治維新後、医術を高めるために東京に上り腕を磨き、明治十九年郷里に帰り医業に従う。近隣の名医として、村人たちに称えられたという。子孫はこの地で医を業としたが、昭和になり、他に移住した。

大野原地区における近世の医家

井下家

江戸時代元禄の中頃、黒渕村（観音寺市）の庄屋井下理太夫の次男屋弥左衛門貞栄が花稲村（観音寺市）に居を構えたのが同家の祖である。その四代目の井下周甫貞喬が刀圭（医術）を学び、開業した。代々医業を営み、この地域に貢献し、現代の医療法人社団香川井下病院の院長は十三代目に当たる。

尾池家

尾池玄番保衛は、室町幕府十三代将軍足利義輝の室の子で、後に尾池玄番光長（生駒讃岐守の臣）の跡を継いだ。

尾池立誠（一七〇四—一七七一）は医を起こした五代目玄番保衛の子で、諱を義均、字を平作といい、早くから、京に上り、後藤養庵（艮山）について五年間医学を修める。備前侯に仕え、後に岡山藩医に抜擢される。後年には郷里の大野原に帰り、医業に従事する。誠を以て旨とし、号を立誠と名付けた。経義を学び、著書も多くあり、「耻斎暇録」、「医方志」などが知られている。明和八年（一七七一）、六十八歳で没した。

尾池薫陵（一七三三―一七八四）は諱を正常、字を子習、号を薫陵、本姓は谷口という。十六歳で尾池立誠の門に入り、研鑽する。薫陵は多くの門人の中で特に優れており、師に重用される。さらに、師の二女を娶り、みつぎ養子となり、立誠の医業を継ぐ。

一七八一年、丸亀藩の京極高中に召抱えられて侍医となる（丸亀尾池氏）。この頃、義永（立誠の実子）は成人しており、家督を譲る。薫陵には多くの著書があり、また、門人は百数十人を超えたという。

薫陵は男子に恵まれず、後を門人の村岡済美（一七六五―一八三四）に次女を配し、家を継がせる。済美は後藤艮山の孫で、縁あって薫陵の門人となり、後に、尾池桐陽と名乗り、経史に通じ、詩を能くし、著書に「桐陽詩集」がある。

大野原町誌には「立誠といい薫陵といい、父子二代、岡山藩、丸亀藩の藩医として重用され、多くの著書を残したことは特筆すべきことである。このような名医の恩恵に浴した郷土の人々は幸せなことであったというべきである」と記述されている。

尾池顕誠（一七四七―一八一〇）は立誠の第二子で、字は平太、号は児山、名を義永という。立誠が死去の際には、まだ子供で、みつぎ養子の薫陵が義永の養育にあたる。後に薫陵が藩医として出府したため、父立誠の跡を継ぎ、開業した。周密な医師として、また、書道に通じ、多方面で活躍した。

市村家

寛政の頃から、代々医業に携わり、観音寺に在住する。二代目の普明庵、四代目の修善庵、五代目の六鰲庵と続き、六代目の髄照庵（俗名俊庵）に至り、近隣の中姫村に移る。蓮法寺近くに新しく医をかまえて治療に当たるが、嘉永五年（一八五二）没してから医家は絶えた。

白川家

白川陵山（一八二七―一八九一）は諱が義敬で通称謙治という。那珂郡松尾村金陵（仲多度町）の喜右衛門の第三子で幼少期から医術を志す。鷺岡唯雄に十三年間、学び、漢方ならびに外科の秘法を伝授される。鷺岡唯雄（一八〇四―一八六一）は綾歌郡川西村（丸亀市）の鷺岡家八代目の当主、丸亀藩の御典医で、また、名医の誉れ高く、多士済々の門人を育てた。

陵山は嘉永五年（一八五三）、大野原に移住し、以来私財を投じて開業する。長男清太郎が医業を継ぎ、この地に貢献したが、親子二代で終わった。白川家には貴重な古医書が多数保存されていると聞く。

以上、大野原から長崎遊学した荘野清常、合田惟衷の活躍、さらに大野原における近世の医家の動向について述べた。大野原において、医師が何時頃から住みついたかはっきりしないが、寛政前にすでに井下家や尾池家が医業に携わり、寛政に入り市村家も加わり、各医家とも代々医業を続けた。長崎遊学した荘野清常も開業し、この頃には五名の医師がいたことになる。江戸期から明治初期にかけて医師数は人口十万に対して八十六人という報告からすると、大野原の医師数は当時、全国平均の約二倍で、医療の充実した地域だったといえよう。周知のように、我が国の医師数（平成二十年）は人口十万人あたり二二四人である。

一五、三豊郡麻村の西宇周造と藤田文良

麻村《あさむら》は三豊郡高瀬町の東部にあった村で、上麻、下麻の二村に分かれていたが、明治二十三年（一八九〇）に町村制施行により三野郡上麻村、下麻村が合併し、麻村が発足した。明治三十二年（一八九九）に郡の統合により三豊郡に所属し、昭和三十年（一九五五）近隣の四村（比地二、上高瀬、勝間、二ノ宮）が合併し、高瀬町となった。麻村は阿波国から来住した忌部氏が麻を栽培したことに由来する。この地には大麻山《おおさやま》が良く知られ、以前は中腹から山裾にかけてみかんが栽培されたという。

西宇周造（一七七七―一八五八）は安永元年、阿波国三好郡三名村《さんみょう》（徳島県三好市山城町）の郷士西宇金五郎の次男として生れる。幼時より学を好み、若くして、長崎に遊学して医術を十数年にわたり修業する。帰国した

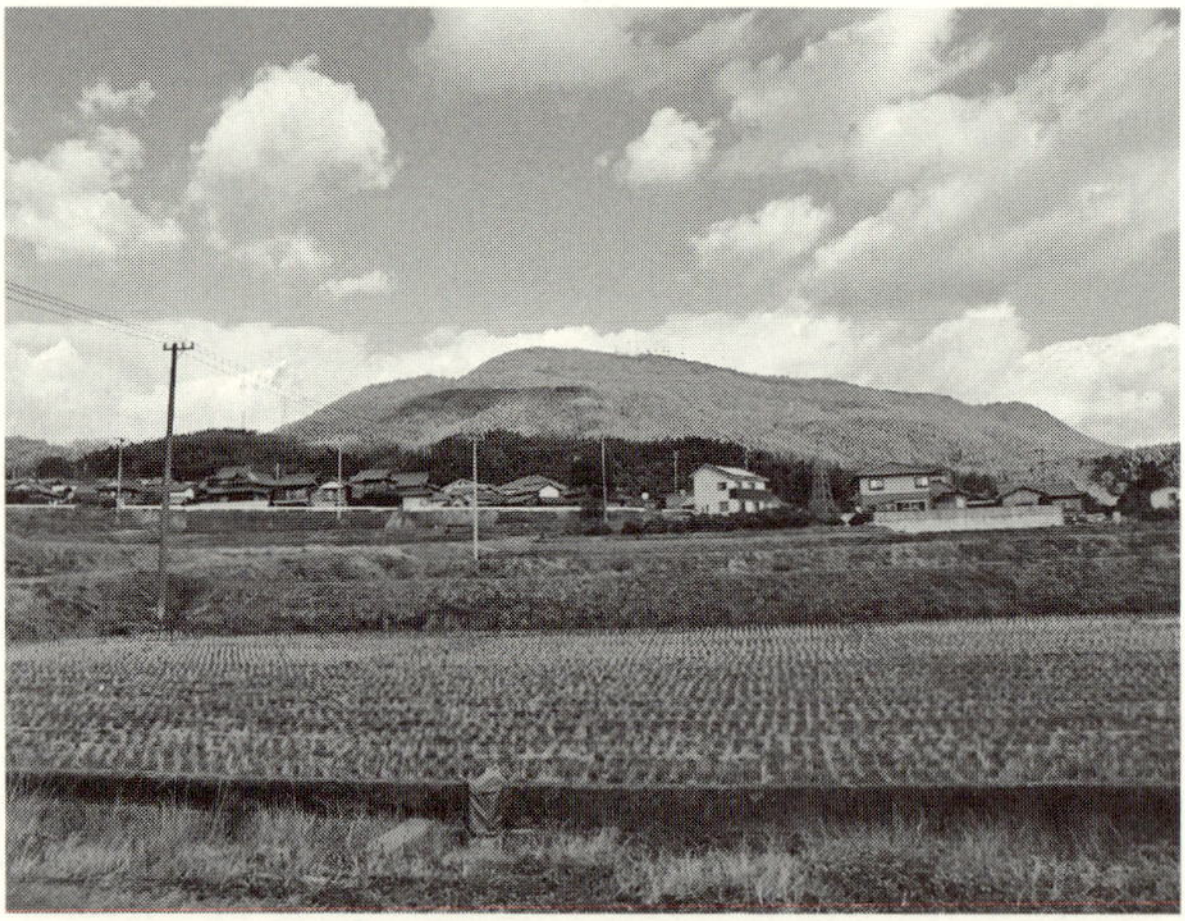

旧麻村から眺める大麻山

ものの、再び故郷を離れ、讃岐に来て三豊郡麻村大字下麻一一七で開業した。ここで開業した理由はわからないが、麻村の近隣には琴平（琴平町）の金刀比毘羅宮や弘法大師の善通寺があり、人々の往来も多く、この地を選んだのではなかろうか。患者が多く集まり、特に痘瘡の治療が得意で、郡内は勿論のこと、琴平、丸亀などの医者も重症な痘瘡患者を診断した時には周造の技術を信頼し、治療法について相談したという。しかし、当時、痘瘡の特異的な治療法はなく、長年にわたる長崎遊学で得た経験から、自信を以て患者を診断し、対症療法を的確に行ったのであろう。また、故郷の阿波からも招聘が相次ぎ、年の半分は徳島に滞在した。なお、五十九歳の時、徳島医学校の一等助教に任じられるという記録がある。

阿波は痘瘡を最も恐れ、近世のペストと同じように警戒していたといわれ、モーニケ牛痘苗がもたらされた嘉永二年（一八四七）以降になると、阿波においても、蘭方医、井上伸庵によって種痘が広く施行され、その人数は一万人に近いと伝えられている。周造も阿波と麻村の両方でモーニケ牛痘苗による種痘を施行したに違いない。周造は長命で、八十一歳で没した。井上伸庵（一八一二―一八九二）は淡路島洲本で生まれ、名は黙、玄黙など、字は通称伸庵、号は春洋、春洋漁人という。十三歳で藩医の井上玄貞の養子となり、京都に遊学し、さらに、二十歳で蘭医小石元瑞（元俊の子）のもとで医学を学ぶ。三十五歳の時、長崎に遊学し、三年間、産科と種痘術を習得した。

藤田文良《ふみよし》（一八二四―一八八二）は名は文良、号は虚舟といい、安芸国広島城下（広島市草津本町）

の浄土真宗西楽寺《さいらく》の次男として生まれる。十五歳で上京し、京都の学林で仏典を、また、大坂では儒者中井竹山の懐徳堂学派の儒学を学ぶ。中井竹山（一七三〇―一八〇四）は江戸中、後期の儒学者で、懐徳堂第二代学主甃庵の長男として大坂尼崎町で生まれ、五十三歳の時、第四代学主に就任する。懐徳堂は西日本における学問の中心地の一つとなる。徳川家の伝記「逸史」を書き上げ、寛政十一年（一七八九）幕府に献上し、将軍家より褒美を賜っている。

文良は京、大坂で十三年間学び、長崎にも遊学し蘭医について西洋医学を習得する。その後に、諸国を巡歴し、途中讃岐に来遊した際、西宇周造に大いに認められ、その長女と結婚し西宇と改姓し、周造と同居し医業に励んだ。患者に親切で、また、診断がほとんど百発百中で、患者に喜ばれ信頼を得る。周造の亡き後は姓を藤田に戻した。常に謀児比涅（モルヒネ）、阿片（アヘン）などを携帯し、時に応じて処方し、蘭方先生の愛称で慕われた。丸亀藩家老多賀家の知遇を受け、同家の診療にもかかわり、年に数十回以上往診する。

また、近郷の僧侶、神官をはじめ友達が多く、求められて仏典、経典などを講義する。その講義には僧侶、神官はじめ一般の人も多く集まったという。

明治七年（一八七四）、日進小学校の開設にあたり、乞われて教壇に立ち、児童の育英に大いに貢献した。その筋より何度も賞状を下附された（高瀬町誌）。明治十五年に没した。なお、西宇周造並びに藤田文良の生年月日は資料によって違いがあり、今後の検討が必要と思われる。

藤田謙吉は藤田文良の長男として、天保五年（一八六一）に三豊郡麻村（高瀬町下麻一一七）で生まれる。幼い時から家学を、十八歳の時から皇漢史を学ぶ。明治十八年、東京に出て、済生学舎（日本最古の私立医科大学と言われる日本医科大学の前身で、明治九年長谷川泰によって創設された）に入学する。明治二十三年三月に卒業し、国家試験に及第した。山梨県で医院を開業し、明治三十一年には郷里に帰り、三豊郡麻村において内科専門の医院を開く。当時、往診には人力車を使用する医師が多かったが、謙吉は籠を使用していたという。また、郡会議員、村会議員、麻小学校の校医などを勤め、多方面で活躍した。

藤田　豊は藤田謙吉の長男として、三豊郡麻村（高瀬町下麻一一七）で明治三十一年に生まれる。東京に出て、語学を学び、東京医学専門学校に入学する。大正十三年に卒業し、直ちに慶応大学医学部整形外科教室に入局した。三年間指導を受けて、その後、外科学教室において四年間学ぶ。その間、研究に興味を持ち、薬理学教室において「各種動物の剔出小腸に於けるモルヒネの脱出時作用について」という原著論文を作成し、医学博士の称号を受けた。加えて、その学理に基づいて、モルヒネ中毒患者を救うための薬剤を作成した。製剤権を大阪の有馬洋行に譲り、薬剤は台湾、朝鮮方面へも盛んに販売されたという（讃岐医師名鑑）。なお、豊の祖父文良がモルヒネを常時携帯し、治療にあたったことは既に述べた。

以上、江戸後期に長崎に遊学し、それぞれ讃岐の麻村に移住、縁あって親子となった西宇周造と藤田文良、並びにその一統の活躍について述べた。麻村並びに近隣に、新しい医療を提供すると共に、各種社会貢献をしたことも見逃せない。

今回、西宇・藤田一統が開業し、長らく住んだという高瀬町の上麻、下麻地区を訪ねた。山々に囲まれた盆地で、多くの溜池が彼方此方に見られ、農業が盛んだったことがわかる。ここには大麻山《おおさやま》が見られ、高瀬町と善通寺市との間にある約六〇〇メートルのなだらかな山で、琴平の象頭山とつながる。西宇・藤田一統が長年馴染んだ里山だと思い、写真に収めた。なお、西宇・藤田一統が開業していた「三豊郡麻村大字下麻一一七」という場所は基盤整備事業で農地となっていた。

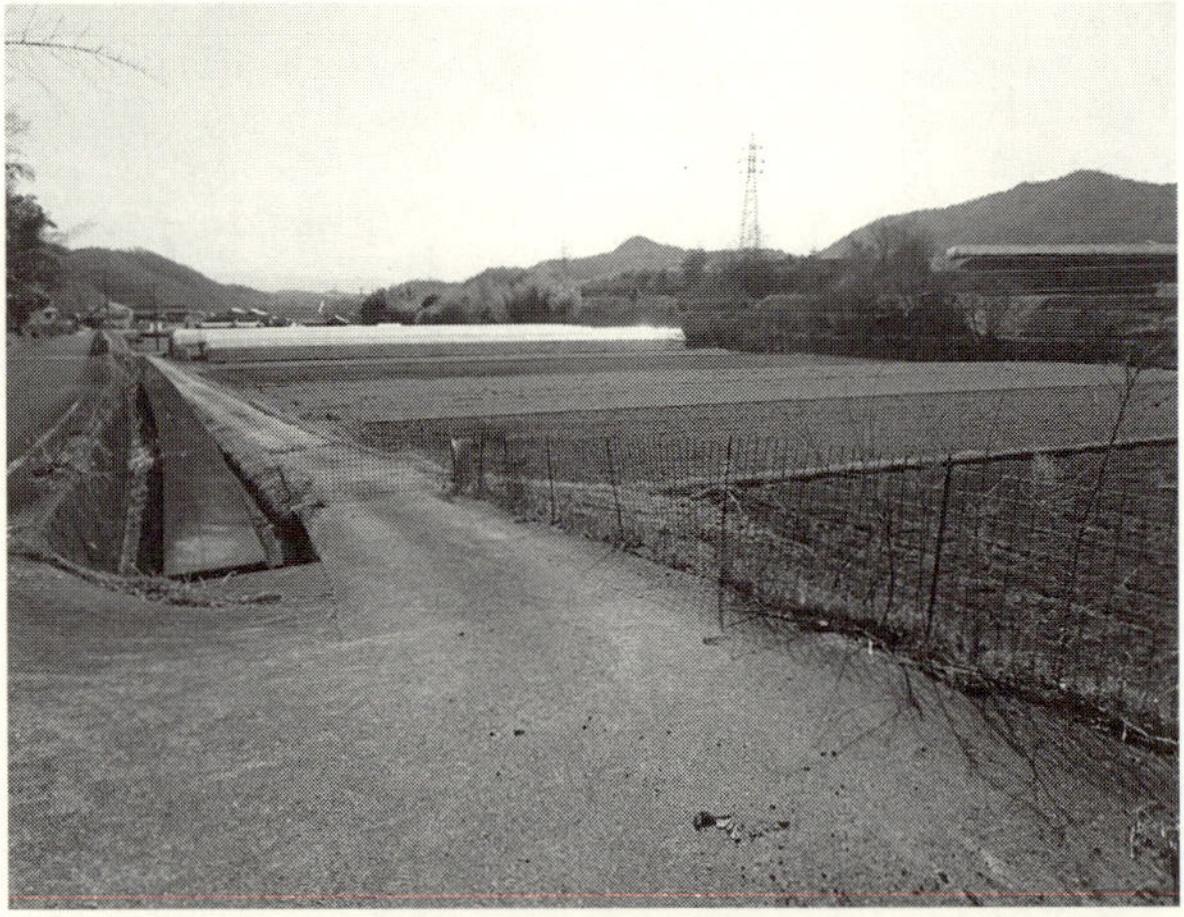

旧下麻117番地辺り

一六、但馬来山と藩主御奥様の御産備忘録

但馬来山（一七八九―一八三四）は香川郡東浜村（高松市東浜町）に農家の伊八郎の次男として寛政元年に生まれる。号は通隠齊という。東浜村は高松城のすぐ東側（写真）で、生駒氏時代から良港があり、侍屋敷や商家で賑わったという。

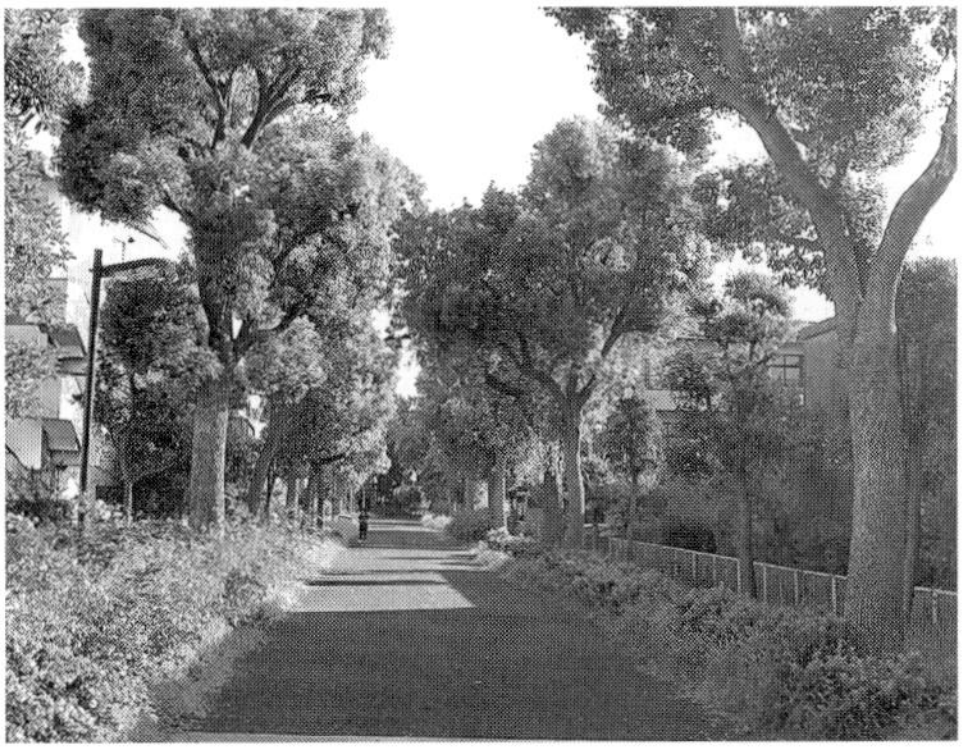

杣場川公園（左側が昔の東浜村）

来山は子供の頃より勉学を好み、「全讃史」を著した高松藩儒中山城山に学ぶ。十七歳の時、内科外科専門の千野卉畹（良岱、高松藩医）の教えを約二年間受ける。その後、大坂で約二年間、賀川蘭齊（近世産科学の創始者）に学び、同時に、春田横塘（漢学者）に詩文も習う。また、文化七年（一八一〇）、二十二歳の時、京都の吉益南涯（父東洞の遺業を継ぐ、「気血水説」を創唱）に同九年まで本道（内科）を学ぶ。

文化九年、故郷に帰り、西浜村（高松城の西側）に別家し、開業する。また、文政二年（一八一九）、三十歳で長崎に遊学し、翌年に帰郷する。この様に医学を何れも天下の名医から

次々に学んだことは注目すべきで、学問が好きで、医療の腕も優れていたに違いない。

文政七年（一八二四）、三十五歳で高松藩に召しだされ、五人扶持の表医師となる。折しも、九代藩主松平頼恕《よりひろ》（一七九八—一八四二）の奥方（倫姫《つねひめ》）が御懐妊され、来山は文政七年五月三日、江戸に出府するように命じられる。

ここでは来山が江戸でまとめた備忘録の中から、興味深い所を少し紹介しよう。

御奥様拝診備忘記

文政七年六月二日、江戸に着くや菊池立庵、秋山孝寛、小西立達、秋山深斎、但馬来山の五名が奥方の「御出産掛り」を仰せつかり、早速、公儀の医師、杉本忠温、長尾全庵と共に奥方を奉診する。奥方の機嫌は良く、忠温が胎児の位置を確認し、すべて申し分なく、一同は恐悦至極に思う。奥方は便が柔らかく、腹が張っているので、忠温が「医宗金鑑《いそうきんかん》」に記載してある生薬「香砂平胃散に紫蘇大腹皮」を調合する。

「医宗金鑑」は当時の中国医学を集大成した医学全書（九十巻）で、一七四九年に刊行され、日本には早くも一七五二年に伝来した。

六月七日、奥方は上屋敷普請のため水道橋の屋敷に移られる予定だったが、その朝、風邪気味で立庵が葛根湯を処方し、孝寛は鍼を打つ。夜は右胸痛があり、深斎は按腹（按摩）を始め、来山と一緒に当直する。

六月八日、朝八時に深斎、来山が診察すると、便秘気味で、また、熱があり、終日うとうとされ、葛根湯、露草、紫胡桂皮湯などを処方する。この夜は孝寛、立達が当直。九日朝は快方に向かったので、奥方はこの日に新しい屋敷に移られ、来山と考寛が当直する。

六月十日、便秘や筋肉痛を訴えて鍼治療を受け、忠温が大柴胡湯、芍薬などを処方し、按腹も時々行う。

六月十一日以降も、公儀の医師二名と、お産掛りの五名がほぼ毎日、容態を詳細に記録し、順番で二名が当直にあたる。御産掛りが多いのは奥方が三年前に流産されていたので、大事をとったのだろうか。

食事とその量も記載されている。御飯は、焼いたむすびだけで、少し回復すると焼湯葉も食べる。六病日には卵が少々加わり、食欲が出ると、ご飯や蒸鶏卵が出て、八病日、ウナギ一串と魚をはじめて食事する。これが病の時の一般的な食事なら、現在の食事療法に比べると、蛋白質の摂取が少ないように思う。

九月に入り、朝、昼、晩にそれぞれの医師が診察し、臨月に対応する。

九月十五日、夜半、四つ時（午後十時）より、陣痛が始まり、十六日九つ半時（午後一時）、御安産で男児が誕生する。奥方は脈も異常なく、粥を二椀食べて、後は熟睡される。

出産後も毎日、容態を順番で診察し、産後の肥立ちも良く、恐悦至極と述べている。

九月十六日、誕生後、顔色は良いが、「ご容貌が小さく、何となく少々手薄いご形状」と忠温、全庵が述べているのは、おそらく未熟児だったからと思われる。お産掛りの五名全員も診察し、立庵は白連大黄をお乳と一緒に差し上げる。十七日、十八日、十九日も容態は良く、大小便も相応で、忠温、全庵と五人の医師が順番に診察する。

九月二十日、朝の診察で息が荒く、顔色が悪く、乳を十分に吸わず、足も冷たい。早速、御章門（側泉門）にお灸をすえ、朝鮮人参、甘連などを処方する。血色が悪く、泣き声も弱い。初めて小児科の人見文雪が診察し、お灸を三度にわたりすえる。

九月二十一日、文雪、さらに高野高漸が診察する。お乳を飲むと機嫌が悪くなるので、口中科の松本良庵がよばれる。左の側泉門、また右にも五十壮（宛）のお灸を追加する。

九月二十二日、「堅次郎」と命名され、乳も薬（甘蓮参桔紅花之五味など）も飲み、大小便も相応である。朝夕に、お灸を続ける。

その後、毎日の容態と肥立ち、大小便の状態、お灸の回数（九月三十日から日に一回となる）などが、五名の医師の連名で十月十六日まで記載してある。そして、ようやく成長の目途が立ったようで、備忘録の記録は終わる。

御用召拝領物並びに公私共筆記

文政七年五月当初から私的な日記があり、興味深いので少し述べておこう。

文政七年五月三日の夜、西浜町年寄より呼び出しがあり、町寄力が同道して他の町寄力宅へ行くと、明日、御用番宅まで来るよう告げられる。四日、その宅に行くと、目付が待っており、奉行と横目付の横に座ると、御用番の惣兵衛に「その方儀医術巧者につき五人扶持の表医師として召抱える。支度が出来次第早々に江戸へのぼるように」と言い渡される。

六日後の五月十日に築地立庵と共に出船するという慌ただしさで、十四日には大坂に着く。後は陸路で江戸に向かう。十五日には草津、十六日関、十七日桑名、十八日岡崎、十九日新居、二十日坂、二十一日金谷、二十二日奥津、二十三日三島、二十四日大磯、二十五日川崎泊まりとあり、宿の主人の名前も記録されている。十七日桑名では江戸より帰国途中の殿様に本陣でご挨拶をする。

五月二十六日、江戸上屋敷に到着し、早速、奥様、若殿様（後の十代藩主頼胤《よりたね》）、皐安院様などのそれぞれの傅相《ふしょう》（御傅）に挨拶に行く。翌二十八日に上屋敷に行くと、二人の奉行と横目付の三人と並んで座らされ、大久保太夫から「七人扶持の奥医師に命ずる」と告げられる。

六月二日、奉行より立庵、孝寛、立達、深斎、来山の五人で奥様のお産掛りを申し渡され、早速、公儀医師の杉本忠温、長尾全庵と七人で奥様の診察をする。

そして、御酒、御吸物が出て、御祝儀として皆に金二百疋を下される。幕末の貨幣価値は政情不安で激しく変動したが、池田弥三郎編の「江戸と上方」(至文堂一九六五)を山田紘一郎が改変(二〇〇一年)したデータによると、来山が江戸にいた頃の文政八年の二百疋は約二分の一両で、一万八千円位になるだろう。

六月七日、奥様が水道橋の御屋敷に移転される際に奉行(三人)、御傅《おふ》(三人)、奥目附(三人)と五人のお産掛りの医師に御酒、御吸物、二百疋、七月のお盆の前にも御祝儀として、五人にそれぞれ二百疋下さる。

八月十一日には医師団と安堵隆甫の六人が大奥様(八代藩主頼儀《よりのり》の奥方か)に御肴を献上したところ、大奥様から御餅菓子二重が届けられる。

八月十五日、着帯のお祝として五人にそれぞれ二百疋を下され、家老、老中とともに御酒、お吸物をご馳走になる。また、鷹奥様が自ら、御酒、お吸物を、さらに目黒大奥様から扇子二本、たばこ入れ二つ、楊枝指二つ、麻手ぬぐいを五人に下された。大奥様、鷹奥様、目黒大奥様など奥様の名前が記してあり、子供の誕生を待ち望んでいる様子がよくわかる。

九月十六日、暁八つ時前(午前二時頃)、無事に男子様が誕生され、医師はその後、御七夜まで熨斗目十徳(医師の正装)で昼夜御番をする。御七夜のお祝に御酒、お吸物、御殿様より三百疋、御奥様より銀一枚戴く。数々の御心付けをもらっており、興味深い。

その後、帰郷するまでのいろいろ述べてあるが、ここでは省略する。

但馬来山の帰郷

翌年の文政九年二月、来山は帰郷の暇をもらい、二月十五日に江戸を発ち、三月四日に帰国する。三十七歳であった。その後、高松で奥女中のお産や、お姫さまたちの御用掛りをつとめ、また、産科、内科の患者を診療した。

天保二年四月、四十二歳の時に十人扶持となる。十人扶持で約十五石となり、これは本道（内科）に比較して高給とは言えない。しかし、江戸の奥医師として活躍の場が与えられ、波瀾に富んだ充実した一生を送り、藩主の奥方のお産や江戸での生活を詳しく記述した得難い記録を残した。天保五年、四十六歳の若さで死去したのは大変惜しまれる。

一七、親子が長崎遊学した六車家と門野家

富田中村の六車謙一、謙朔

六車家の祖は六車宗旦とされ、戦国時代の東讃における勇将安富筑前守（平木の城主）の老臣である。その子孫に高松藩医六車家があり、代々藩医として活躍する。他の一つは富田六車医家で、寒川郡富田中村（さぬき市大川町富田中）に残り、医を業とし、この家系から二名の長崎遊学者が生まれる。

六車謙一（一七九三―一八七五）は六車宗旦より九代目の後裔で、富田中村に住む六車医家の一代目である。一門の六車謙蔵が高松藩医となったことに励まされて、若い頃から勉学し、長じて長崎に遊学する。道中奉公しながら苦労を重ね、その目的を達したらしい。讃岐からの長崎遊学では時期的に早く、吉雄耕牛らから医学を学んだと思われる。帰国後は「天の森」に分家し、一八一八年ごろ開業した。特に外科手術に優れ、名声が高かった。一八二九年と一八五五年頃の富田東村で診療した記録が残っている。

六車謙朔（一八三三―一九〇六）は六車謙一の子で謙作とも称し、医家の二代目である。父の道を

継いで、長崎に遊学しポンペの教えを受けたらしい。帰国後は「天王のひげ」と称され、地域の人に親しまれた。一八七七年の連合組合員として、「漢法　四小区富田中村　六車謙作」とあり、漢方医として登録されている。

なお、六車医家三代目、六車謙八（謙朔の子、明治八年生まれ）は第三高等医学校（岡山医学専門学校の前身）を卒業し、家業を継ぎ、第四代目六車謙昌（謙八の嫡子、明治三十四年生まれ）は東京慈恵医科大を卒業し、産婦人科を同地にて開業した。現在、ここにはそのお孫さんが住んでおられる。

今回、大川郡史に「天の森」の六車医家という記載があったので、そこを訪ねることにした。高松高速道をさぬき市富田中で左に下りて少し行くと、さぬき市大川支所があった。ここで「天の森」と「医家六車家」を尋ねると、一冊の本「十川安則、画文集　故里の四季」（大川町教育委員会発行　平成二年）を紹介される。これによると天の森は「天を突くような森」と言う意味で、この辺一帯には江戸後期ごろまでは樹林が残っていたという。その画文集の七十二頁に「雨滝山を背景に、天の森集落の中の丸瓦葺、和風入母屋造りの格調高い六車医院」をスケッチした（昭和五十六年）という記事があ

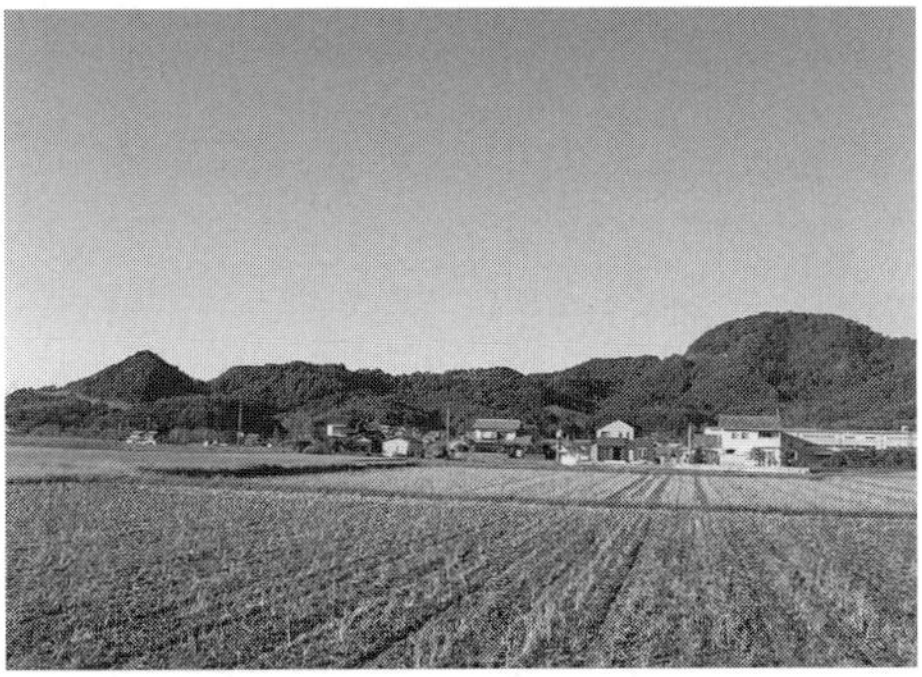

六車邸付近より雨滝山を眺む

る。「天の森」地区は現在の「千町」らしく、その集落と母屋は建て替わっていたが、六車家は直ぐ見つかった。裏手にある広い田圃とその先にある雄大な雨滝山を眺めて当時に思いを馳せた（写真）。

大浜浦の門野典礼、城平

門野典礼（一八〇〇―一八八六）は三野郡大浜浦（荘内村、三豊市詫間）に生まれ、若くして医学に興味を持ち、長崎に遊学し医学、蘭学を修める。その後、人品骨柄優れている典礼は熊本城下において藩主細川侯に召され、御典医として仕えた。後年、故郷の大浜浦で開業する。帰郷に際し、細川侯より四人担ぎの駕籠を拝領し、それに乗って帰国したという。典礼は明治十九年、大浜浦において八十七歳で大往生した。

門野城平（一八五三―一八九七）は門野典礼の子として大浜浦に生まれる。幼少時から同地の石井梅吉から漢学を学ぶ。長じて長崎遊学し、おそらくボードインから医学を修得する。帰郷後、門野家医業二代目として、明治の中頃まで当地の医療に貢献した。

門野城平の次男門野美樹は明治四十三年、門野家三代目として産婦人科を観音寺市において開業する。また、美樹の嫡子門野義富（医業四代目）も同地において産婦人科医として後を継ぐ。

門野家医業五代目門野洋兒先生（門野義富の次男）は現在、福山市で胃腸科内科を開業され、また、六代目門野義弘先生（門野洋兒の次男）は済生会熊本病院に勤務されていると聞く。

洋兒先生の話によると、昭和三十七年九州大医学部に入学して丸亀の門野本家（二代目門野城平の孫敦夫）に挨拶に行った際に、「四人担ぎの駕籠」を見せてもらったとのことだ。また、門野典礼の長崎遊学時代のことだが、「悪い兄弟子が居て、酒杯に注いだ酒に自分の陰嚢をひたして典礼ら新弟子に飲ませた。これを強要された典礼は有難き幸せと飲んで、直ぐまた自分の陰嚢にひたした酒を、御返杯と兄弟子に差し出した。これに兄弟子はびっくりして、以後この悪習は断たれた」と言う。典礼もまた、相当な豪傑だったに違いない。

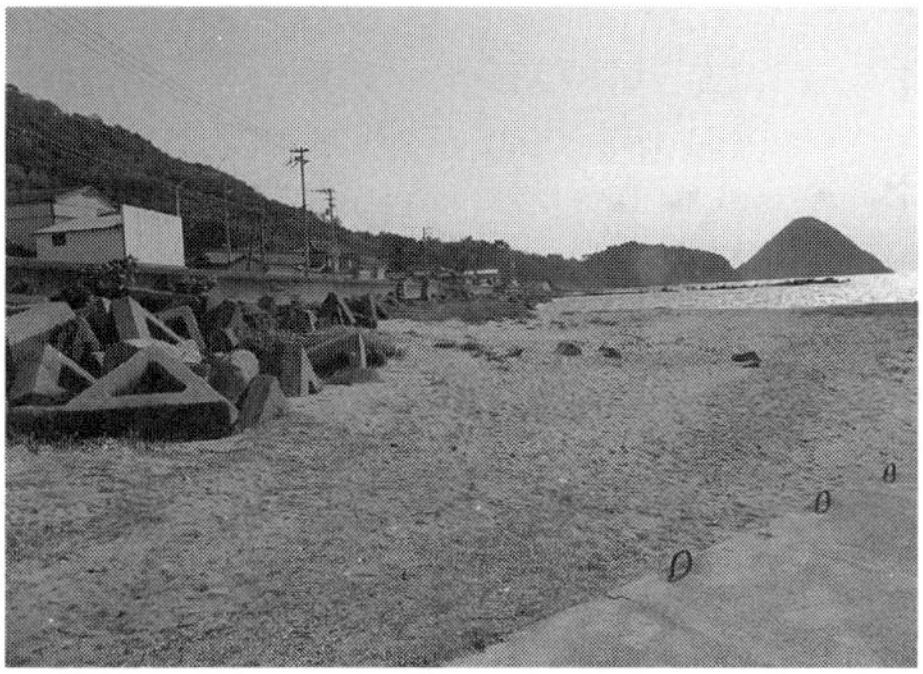
門野家跡付近

今回、詫間町の岩崎泰憲先生と一緒に荘内半島の典礼、城平らの開業跡地、また、詫間町の入り口の大浜海岸近くの三叉路の傍にあるという門野城平らの墓を訪ねたが、その場所を確認できなかった。その荘内半島（西側）の海岸地帯から、広い燧灘と富士山に似た丸山島がのぞめ、当時の人々にも心休まる風景だったに違いないと思い、写真に収めた。

一八、岡内章平の長崎道中記

遊学者はどの様な旅程で讃岐から長崎にたどり着いたのであろうか。岡内章平（一七九四―一八三七）は文政九年（一八二六）に遊学し、「長崎旅行懐中諸事記」を残しているので、その道中を辿ってみよう（図）。

岡内章平は讃岐山田郡三谷村（高松市三谷町）の庄屋の家に生まれ、三十二歳の時、長崎に遊学し、吉雄権之助（如渕）に師事して蘭学、医学を学ぶ。

五月八日（第一日目）

三谷村を出立し、日暮れ頃、約三〇キロメートル先の丸亀に着き、一泊する。

五月九日（二日目）

午前八時、近隣を散策する。丸亀城南にある山北八幡宮に参拝し、象山道（象頭山への道）を経て帰る。

五月十日（三日目）

正午に宿を出て、午後二時頃、多度津に着く。予定が遅れて、夕刻、出帆。

五月十一日（四日目）

正午、備後の國、鞆の浦（広島県福山市鞆浦、今も海上交通の要点）に到着。船で出雲の三人の客、章平と連れの勇平、二人の船頭らの計七人で酒を飲む。絶景が多いので、下船し、祇園の社に参拝などする。黄昏の頃、出立し、夜半、忠海番所（船を監視する）に船を止める。章平は腹痛で薬を飲むが、依然として治らない。勇平は出雲の客と残った樽の酒を飲み、酔っぱらって無駄な長話をする。

五月十二日（五日目）

船旅は続く。出雲の人が青楼（妓楼）の話をし、艶書を出す。時々腹痛がするし、読む気もしない。勇平は長談義をし、聞くに堪えない。

五月十三日（六日目）

午前十時、音戸（瀬戸内海航路の要地）でかわはぎ五枚と酒一樽を求める。午後五時、厳島に到着、明神様に詣でる。勇平とそばを食べ、傘蛸を肴に酒を飲む。今日もまた腹痛あり。船

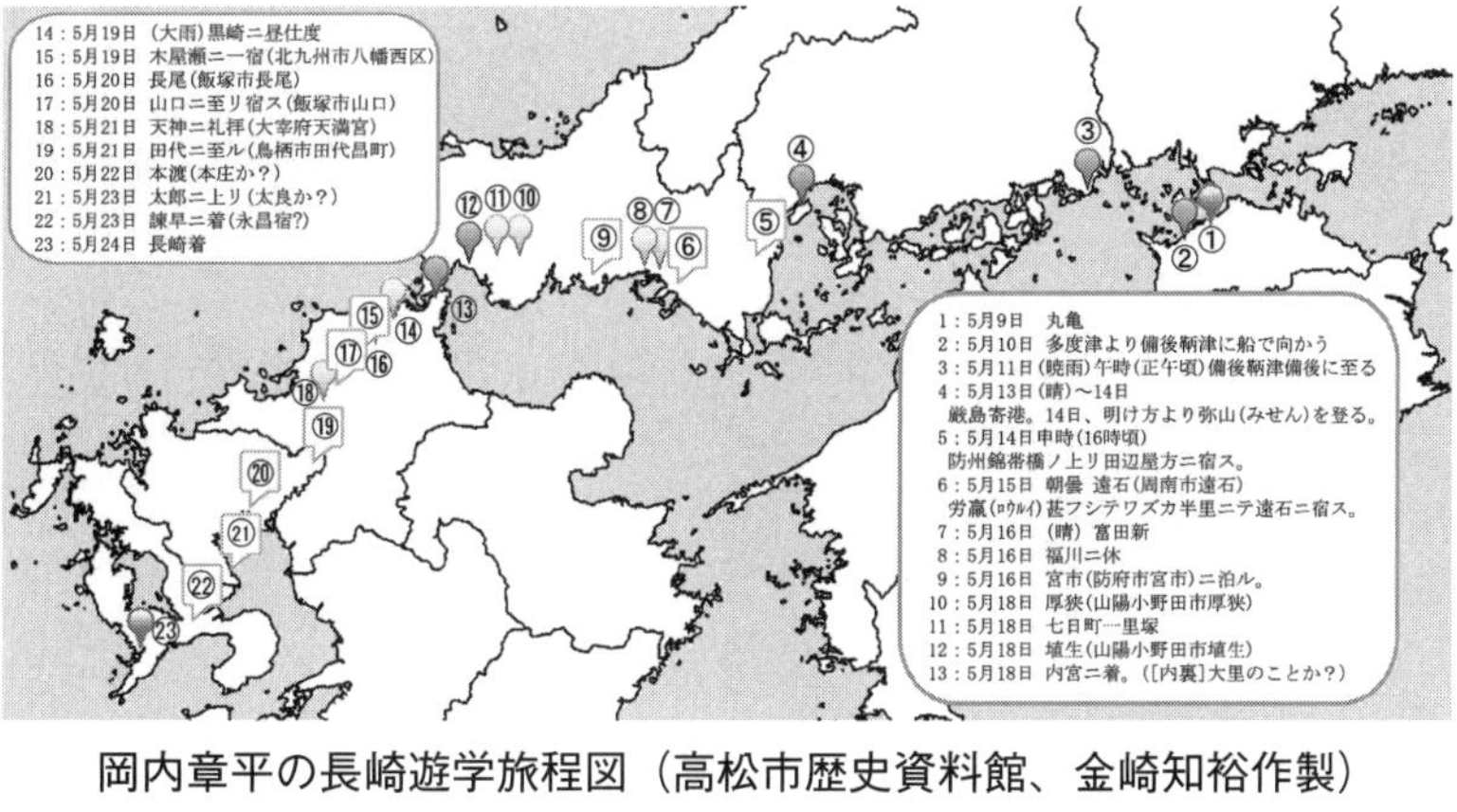

岡内章平の長崎遊学旅程図（高松市歴史資料館、金崎知裕作製）

中に泊る。

旅の道中、酒は無くてはならない友であろう。当時、酒肴等の値段は居酒屋の酒一合が三十文（江戸時代の貨幣価値換算表で一文一六・五円として、四九五円）、酒屋で買うと中等度の酒一升は一二五文、また、蕎麦が十六文で、何れも現在より少々安い。宿場代は一泊二食付きで二四八文位となり、一日の必要経費は飲食、交通費、旅籠代、ガイド代など含めて、約六百文であろう。余計な心配だが、現金を持ち歩くのは危険極まりない。藩札は他藩では役に立たない。しかし、当時も為替手形、両替商発行の預かり手形、振手形（小切手）があり、換金しながらの旅である。大金は胴間着に、小銭は巾着に入れたであろう。

五月十四日（七日目）

明け方、弥山《みせん》（厳島神社の裏山）に登る。約一・九キロメートル、谷は深く丘は高く険しく、夭折の魂（自分の事か）を驚かす。冷水玉を礫くが如く、古木を砕き登山道にしたかのようである。仁王門から入ると社堂がたくさんある。山頂では、「天下を小なりとする気分」、「厳島神社の廻廊や諸堂は広大で美を尽くし、天下随一の絶景で、紙筆をもっては形容できない」という。

午後〇時、船で小方《おがた》（広島県大竹市）へ。陸路で午後四時、錦帯橋（岩国市）に着き、一泊する。道程約一〇キロメートル。

五月十五日（八日目）

早朝、岩国を出て、黄昏時に遠石（周南市遠石）に着く。道程は約三九キロメートル。一泊する。

五月十六日（九日目）

朝、徳山を出て、富田や福川（新南陽市）で休む。宮市（防府市宮市、防府天満宮の鳥居前町）に泊る。

五月十七日（十日目）

宮市で再び乗船し、この日は瀬屋権蔵宅に泊る。旅程が伸びていないのは風待ちのためか。

五月十八日（十一日目）

船で厚狭（山陽町、小野田市厚狭）へ。道程約二〇キロメートル、黄昏までひと休みし、再び船に乗り、翌朝午前二時に内宮（北九州市内裏（大里））に着く。

五月十九日（十二日目）

早朝、岸に上がり食事。黒崎（北九州市八幡西区）で昼食。一休みして、木屋瀬（北九州市八幡西区）に着く。道程は約三〇キロメートル。

五月二十日（十三日目）

朝、木屋瀬を発ち、午後二時、長尾（飯塚市長尾）を経由し、山口（飯塚市山口）で泊る。道程約三二キロメートル。

五月二十一日（十四日目）

山口を出立して米山峠で一服し、太宰府の手前で占をしてもらう。「吉兆ナリ」。天神前で食事し、太宰府天神宮に参る。言葉に表せないほど奇麗である。境内で一服。原田（筑紫野市？）に出て一休み。名物の白髪蕎麦はおいしかった。黄昏時に出て、田代（鳥栖市田代昌町）に着き、一泊する。

五月二十二日（十五日目）

朝、雨がやんで出立する。黄昏時に本庄川を福山の先客と長崎まで同行する。筑後川の本流に入る。有明海に出て島原半島に向かう。

五月二十三日（十六日目）

午後〇時、太郎（佐賀県多良）に着く。酒屋で飲み食事。午前二時、諫早（諫早市）に着き一泊する。

今日かかった費用

宿代（二人分）：銀百匁（三・三万円）

切手代（二人分）：十文（一六五円）

玉子焼酒：五十四文

うどん：二十四文

髪結代：九文

茶代（二人分）：十二文

＊宿代が高いのは陸路海路が集中する交通の要所のためか。

五月二十四日（十七日目）

朝、諫早を出立し、午後四時、長崎に着く。今日の道程約二八キロメートル。

長崎における章平の行動

五月二十五日（十八日目）

勇（勇平）と二人で竹内幸輔を訪ねるが留守で、その門人の豊後日田の後藤ランタイと林吉兵衛に会う。吉兵衛の案内で大波戸の白木氏、平戸の三原氏を訪ねる。三人（私、勇、吉兵衛）で丸山の楼屋で鯨飲し宿に帰る。

五月二十六日（十九日目）

梅ヵ崎で唐船を見たり、丸山にも出かけ、のんびり過ごしている。

翌日から竹内幸輔らの知人を訪ねて、いろいろお願いし、また、吉雄邸への挨拶等の準備をする。

章平が頼った中心人物は岡屋喜平のようだ。

六月三日（二十七日目）

午前八時、勝山町に出て、「蘭人シーボルトノ江戸帰リヲ見ル」とある。ちょうどシーボルトが江戸に三十七日間滞在して出島に帰ってきたところを見たのであろう。

六月九日（三十三日目）

吉雄権之助に面会に行くが、会えない。

六月十日、十一日

両日とも吉雄氏に会えない。以後もいろいろな人々と会い、面会を工作する。

七月二日

吉雄権之助へ〝からすみ〟を、他の人々にも付け届けをしている。

七月五日

午前十時、宿を出て、岡屋喜平に逢う。吉雄権之助に束脩（師に贈る礼物）、金一分（一万六千円）、鯛五枚、小鯛一枚などを添えて入門をお願いする。

七月六日

「予ハ吉雄氏行、先生ニ謁ス」とある。入門が許可されたのであろう。

齢三十六歳、一念発起の遊学で、水盃を交わして家族を残して異国への旅、陸路、海路の十七日間、大変な長旅である。しかし、あちこちの名所を訪ねて、見聞を広めていることがわかる。長崎到着後は、さらに四十四日間もかけてやっと入門となり、感慨も一入であったろう。

章平は長崎で四年間学び、学成り帰国する。高松藩に召し抱えられたが、その矢先に四十三歳で病死した。「砲術基礎」も著すなど秀才で、まさにこれから世に出んとする時であった。

一九、高瀬郷の白井家

長崎遊学は讃岐では江戸中期から始まり、後期になるとその数が増えた。複数の遊学医師を出した家系は少ないが、白井家は三名を送り出した。

白井家の祖は平安時代の武人藤原秀郷で、その二十代国隆が来讃し、山地氏に仕えていたが、山地氏が亡んだ後、香川氏に仕え、仲村及び財田村を領有した。その後、二十三代の国祐に至り領地を失い、僧となる。二十八代の権右衛門は還俗して高瀬郷にて農業に従事する。権右衛門の子権六が家を継ぎ、一族の白井茂十郎の二男（義明）を婿として迎える。

白井義明は医師となり、別家を起こし、名を養全と改める。白井医家の祖で、高瀬にて開業し、以来、準庵、顕三、松庵、顕三と代々、医が続く。三代目顕三は一七六〇年に医を継ぐが、彼は準庵の伯父で、松庵が幼かったので中継ぎらしい。五代目顕三は綾歌郡川西村の鷺岡の弟子となり、信頼されて鷺岡の岡の一字を許され、白岡と改名した。外科の医術に優れると言われている。五代目顕三には子が無く、準庵の次男五峰が医業を継ぐ。

白井五峰（一七六二―一八四六）は浅野内匠頭に仕え、番頭を務めた山野七左衛門の娘と結婚する。しかし、故あって妻子共々生家に帰り、別家を建て、医を業とした。五峰は白井別家第一世で、医術に優ぐれ、財をなした。

白井泰仲（一七九六―一八六三）は五峰の嫡男で、上高瀬で生まれ、早くから家学を、さらに、伊予国（愛媛県）の小松藩医近藤篤山に医学を学び、一八五六年、白井家初の長崎遊学を果たし、蘭方医学を吉雄氏に学ぶ。なお、泰仲は一八四四年、京都に上り福井丹波守に師事し、御許状を授けられる。以上の経歴から見ても、泰仲は先見の明があり、勉強家と言えよう。加えて、江戸中期において、近隣の和田浜から早々と長崎遊学を果たし、帰郷して蘭方医として活躍している合田兄弟の影響は強かったに違いない。さらに、泰仲の長崎遊学と相前後して、讃岐からほぼ同世代の医師、但馬来

白井家系

藤原秀郷……九世国盛（太平）……九世国隆
廿三世国祐┬国常
└国直―教円……大岸―権右衛門┬権六
└義明（養全）―準庵―顕三┬松庵―顕三（白岡）
└五峰―泰仲┬平馬―要┬進―仲
└此三郎　└鼎

山、六車　謙、岡内章平、藤井半雲、久保増光（仲造）らが長崎留学をしている。従って、この世代の人が讃岐から最も多く長崎遊学をしていることになり、これはやはり、時代の要請であろう。

その後、泰仲は家業を継ぎ、やがて、丸亀藩主京極侯から御典医として召し抱えられる。後に病気のため藩医を辞めて、上高瀬村で療養しながら医業を続けた。なお、泰仲が長崎遊学を評価していたことは、自分の息子たちを次々遊学させていることからも伺える。

白井平馬（一八二五―一八九四）は泰仲の長男で上高瀬に生まれ、幼いころから家業を修める。丸亀藩儒吉良鶴仙に漢学を学び、また、一八五三年、二十九歳の時、長崎に遊学し、吉雄圭斎に蘭方医学を学んだ。ちなみに一八五三年はペリーが来航した年でもある。帰郷して家業を継いで、特に鍼術に精通し評判となった。

白井此三郎（一八三五―一八五九）は泰仲の三男で、彼も幼くして家業を修める。丸亀藩儒吉良鶴仙に漢学を学ぶ。さらに、長崎に遊学し、三年間、吉雄圭斎について蘭方医学を修める。加えて、暦数も学んだ。業なって帰郷したが、二十五歳の若さで病死した。

白井　要（一八六二―一九四一）は平馬の嫡男で、二十一歳の時に医師を志し、松山医学校に入学する。同校の助手を経て、一八八七年、郷里の高瀬で医業を継ぐ。後に、第二代三豊郡医師会長を務め、昭和五年、衛生功労者として内務大臣より表彰された。特筆すべきは昭和十三年、香川県における唯一の医歴史書である「讃岐医師名鑑」を著した。なお、要の後を継いだ長男白井　進、さらに進

の長男白井　仲は白井眼科病院を、要の次男白井　鼎は白井耳鼻咽喉科病院を開業する。

今回、白井家の親族筋に当たる岩崎泰憲先生と、三豊郡高瀬町上高瀬にある白井家ゆかりの白井眼科病院を訪ね、さらに、近くの旧病院の大きな屋敷を見学した。そこには母屋と白い大きな倉が残っており、以前は大きな病院の建物と共に、道なりに店屋や食堂があったとのことだ。当家に保存されている江戸時代の資料の中に、泰仲に与えられた長崎への往来手形（写真）もあり、これは歴術修業が目的と書かれ、阿波藩より出されたもので阿部雄助が同行となっている。阿部雄助は阿波藩に属し、泰仲は彼の道ずれとして出立したのであろう。安政三年（一八五六）に書かれたもので、宛先には「国々所々、御関所、御役倉中」とあり、あちこちの関所でこの往来手形を見せながら諸国を通過したに違いない。また、泰仲が京都において福井丹波守に師事し、その際、与えられた御許状を拝見した。往来手形と御許状の写しを示す。

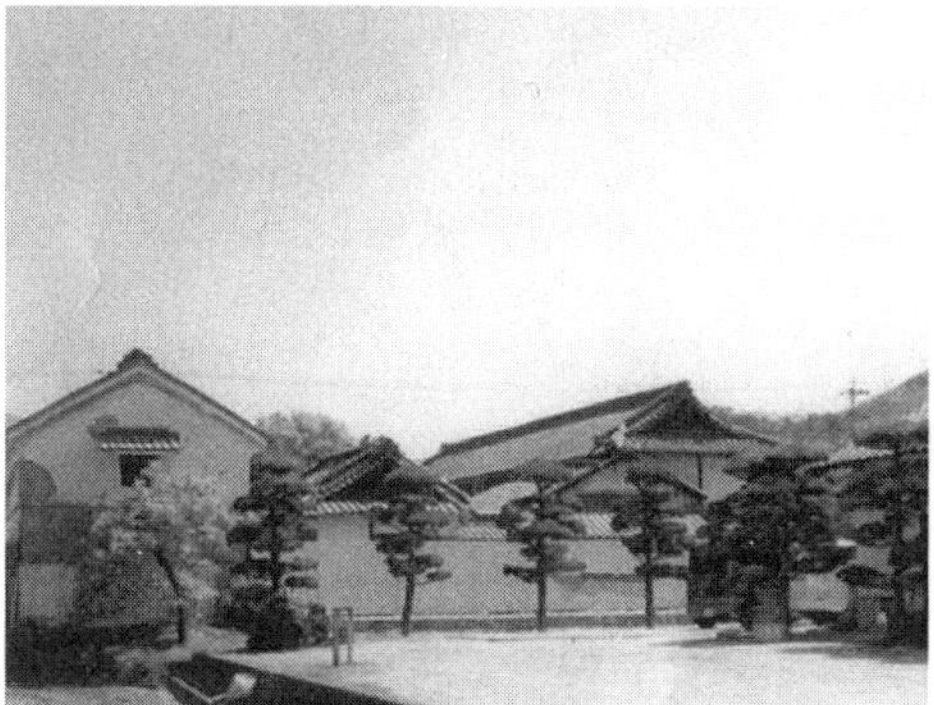

白井家母屋

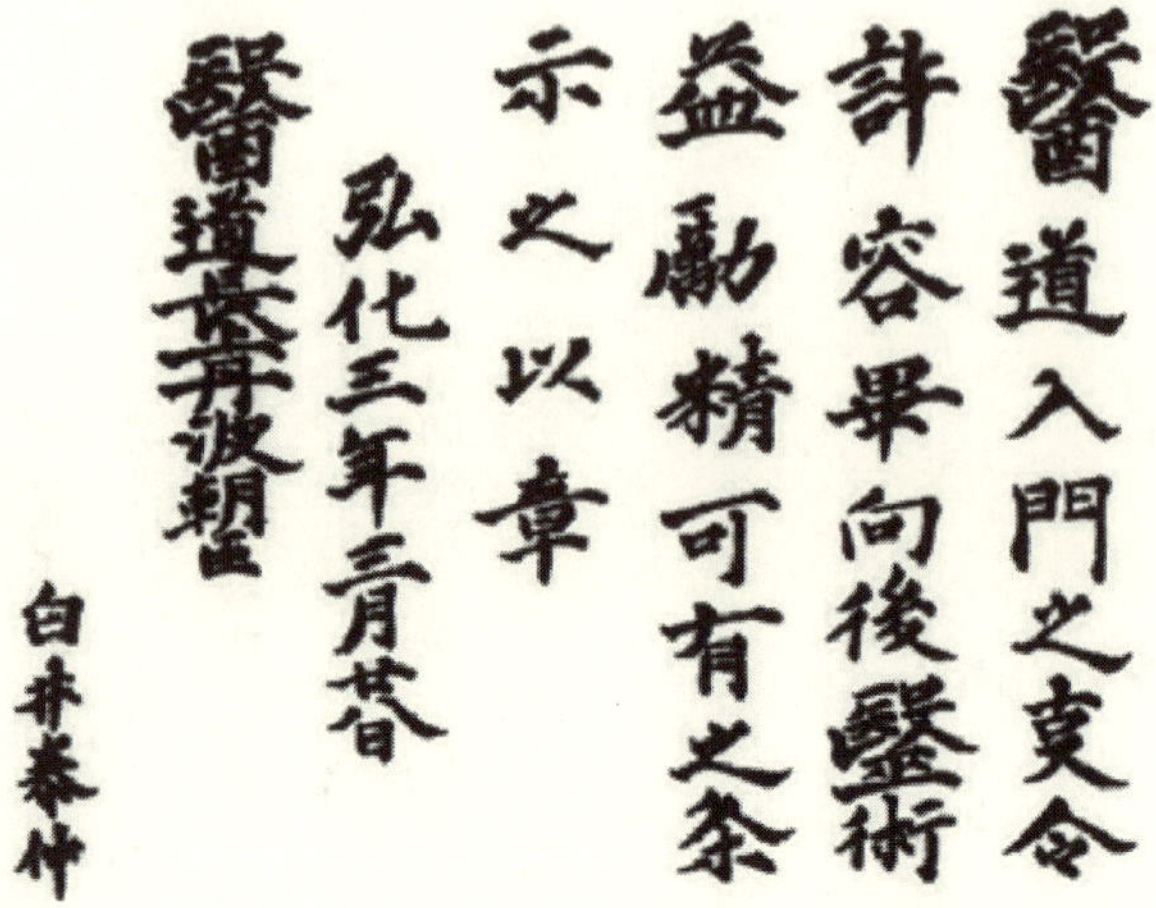

醫道入門之事令
許容畢向後醫術
益勵精可有之条
示之以章
弘化三年三月廿日
醫道長井波朝
白井泰仲

白井泰仲御許状

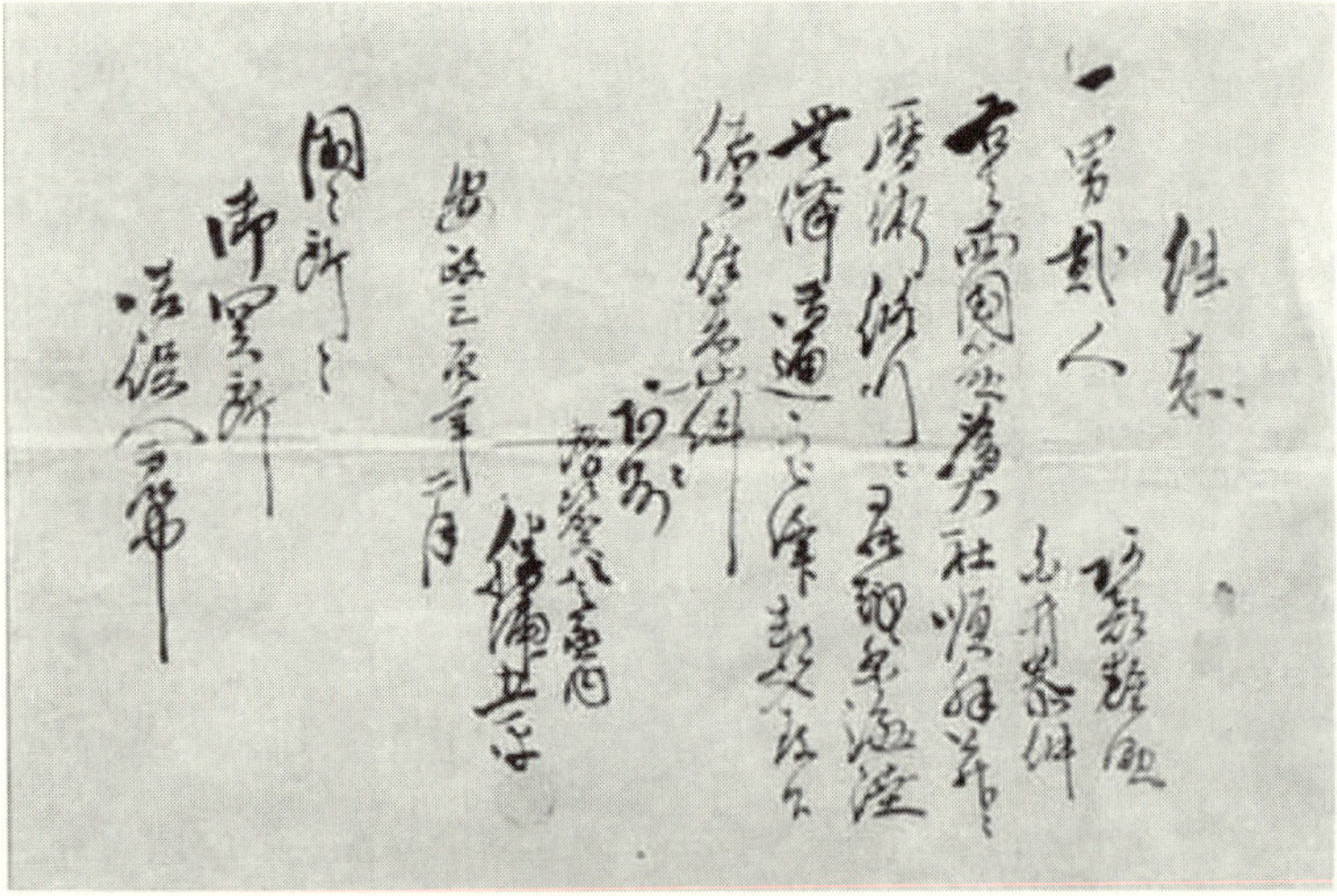

白井泰仲往来手形

二〇、小豆島の中桐文炳

中桐文炳（一八〇四―一八七七）は名は虎、号は在水で、医家中吉貞斎の長子として小豆島草壁村（小豆島町草壁）の鍵懸山（現寒霞渓）の麓に生まれる。初め姓は中吉と言っていたが、中桐に改めた。

小豆島は面積約一五二平方キロメートルの島で、どの様にして医術が伝わり、医師は何処でどんな医術を学び、何時頃から定住したのだろうか。中国より伝来し我が国で発展した、いわゆる漢方医術がここ小豆島でも行われていたことは違いないが、その正確な資料は見当たらない。

近世の史料によると、延享四年（一七四七）頃の内海地区の草壁（草加部）村と福田村の医師はその枝村の下村、上村、本庄村、安田村、坂手村、橘村に各一人と苗羽村に二人の計八人で、無医村が八つあるものの、医師の数が多い。この医師数は昭和四十五年頃の同地区の開業医の数より多いので、驚く。

思うに、小豆島は豊臣秀吉の時代から大坂以西の海上交通の要衝を占め、軍事的にも、また経済的にも重要な地域で、廻船業さらには塩業も栄えた。中央政権の蔵入れ地（直轄地、後の天領）として知られているように、人々の交流も盛んで、住民は税が軽く、また、禁漁期がないなど優遇されていたという。小豆島の人口推移をみると、一七四五年は約二万九七四二人（五七一七世帯）で、その後、人口は徐々に増え、幕末から明治の初めには約三万五千人に増加し、明治十年には四万を突破して、大正四年には五万台に達している。昭和二十二年に、六万一九七一人とピークになったが、次第に下降し、昭和四十五年には四万五四八五人となり、その後も減少し、過疎化現象がおきている。なお、平成二十四年の人口は二万九二六七人である。

文炳は父の医業を継いでいたが、嘉永元年（一八四八）、四十四歳の時に長崎へ遊学し西洋医術を学ぶ。小豆島では最初に長崎遊学した医師で、嘉永三年（一八五〇）、小豆島に帰り新しい医療を施すと同時に、村内で種痘を始めた。後に述べるように、牛痘苗は緒方洪庵らの大坂除痘館から入手したものである。我が国に種痘が実施され始めたのは嘉永二年であるから、文炳の接種は全国的にも早い。

文炳は篤学で人望があり、島の各地で紛争が起きると、必ず裁決を乞われた。明治維新後には当地の教育や学校設立にも尽力し、名東県（その頃、香川県は阿波と合併）から賞与を受けた。明治九年、愛媛県（香川県は伊予と合併）の医務調査掛になったが、翌年（一八八三）七十四歳で永眠した。

文炳には二男、二女がいたが、長女以外は早世する。その長女の婿として、潟元村（高松市屋島）の柏原謙好（柏原医家の二代目）の三男孝章（学而）を迎えた。しかし、その長女は一女を生んで死亡し、その孫娘タカに池田村（小豆島町池田）の明田久兵衛の次男、後に述べる中桐絢海を配した。

なお、孝章は柏原家に帰り、大坂の緒方洪庵の適塾に学ぶ。後に幕府の奥医師石川良信に学び医師となり、一橋家に仕え、第十五代将軍徳川慶喜の侍医となった。

讃岐における種痘

我が国では奈良時代に痘瘡の大流行があり、以後、大小の流行が明治に至るまで百回以上あった。一七九六年、イギリスのジェンナーが発見した牛痘種痘法は我が国へいろいろなルートで渡来し、多くの人達が牛痘種痘の導入を試みたが成功しなかった。嘉永二年（一八四九）、バタビア（インドネシアのジャカルタ）から長崎のオランダ商館付医官モーニケのもとに届けられた痘痂は、鍋島藩医の楢林宗建が自分の子建三郎とオランダ通詞の子らの三人に接種したところ、建三郎一人だけに善感した。そして、この牛痘苗（モーニケ苗と称される）輸入の成功により、一八四九年末には種痘は全国の各藩に爆発的に普及していった。

讃岐の種痘に関しては、一八四九年十一月の大坂除痘館の分苗所付き引札に小豆島の中桐文炳の名が最初に見えるので、彼が讃岐の種痘の嚆矢といえよう。さらに、大坂除痘館の牛痘苗諸国分苗所として、嘉永三年（一八五〇）二月には丸亀藩医の河田雄禎と高松の岡内禎蔵（河田雄禎の長兄、京都の小石元瑞の門弟）が、一八五〇年六月には高松の三好玄仲、並びに、高松の山本謙蔵らの名が記載されているから、一八五〇年頃に種痘が広まったと言えよう。次いで、安政二年（一八五五）二月には直島の三宅幡一郎らの名も分苗所の引札に見られ、また、そこに名前はないが、柏原謙好もすでに長崎において接種法を学んでおり、旧知の中桐文炳から牛痘苗をもらい高松で接種していたのではなかろうか。なお、当時の接種法は種痘がうまく付いた児の痘瘡から採取し、他の児に植え継ぎ、その種を絶やさない様にして、それを接種する方法である。

中桐文炳と寒霞渓

小豆島の神懸山は宗教的に島民に崇められていたが、応神天皇がこの険しい山に鉤を懸けて登ったことから、鍵掛、鉤懸山とも言われている。

神懸山の景観が認識されたのは幕末で、文炳らによって広く紹介された事によるらしい。文炳は「秋暮るる鐘も届かず星が峰　在水」の句が知られているように、俳句を得意とし、多くの文人と付き合った。当地は俳句が盛んだったようで、草壁村には江戸初期の俳諧集がみられ、また、時代は後になるが、寛政七年（一七九五）小林一茶が土庄村に来て、

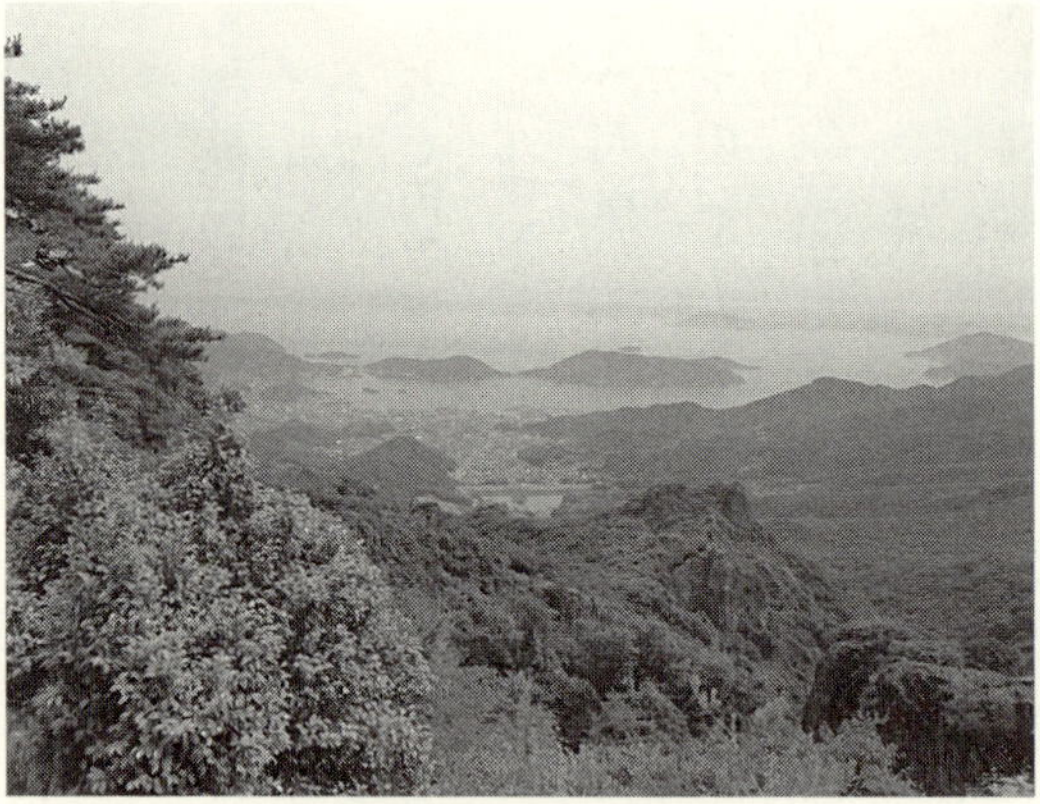

小豆島寒霞渓からの眺め

島内の俳人と交遊し連句を作ったという記録がある。

文炳の在京の友人、貫名海屋（書家、文人画家）が天保二年（一八三一）、小豆島を訪れ、神懸山の景勝に感激してその歌や詩を作る。また、一八五六年には名古屋の俳人可大が文炳ら当地の俳人と交遊、句作し、また神懸山に登り芭蕉の句碑を立てた。その他、多くの文人が来遊して、本山の名はしだいに我が国に認識されてきたという。

なお、本山は現在、寒霞渓と呼ばれているが、命名したのは明治十一年、高松藩藩儒藤澤南岳で、以下に述べる中桐絢海らの依頼による。

中桐絢海（一八五〇―一九〇五）は明田久兵衛の次男として池田村に生まれ、名は絢、幼名は益三のち絢海、号は星岳と呼ばれる。十二歳で柏原謙好の門に入り、十四歳で絢海は文炳の孫娘タカと養子縁組する。十七歳で京都に行き石川良信に学び、さらに岳父柏原学而の塾に入り西洋医学を学ぶ。明治五年、伯父の柏原謙益（学而の兄）が高松に博済病院を開くと、絢海はその副院長に迎えられ、さらに、謙益らの私塾「明七義塾」の講師として子弟を教育する。明治十一年、高松医学校の教頭になる。二年後辞職して故郷に帰り開業する。二十五年には小豆郡医会の初代会長に選ばれた。

絢海は詩文が得意でこの分野でも活躍するが、神懸山の紹介とその保護に終生精力を傾けた。自分を神懸山主人と称して、寒霞渓に関する諸家の詩文を集めた「錦渓集」を編集する。明治三十一年、絢海や上村出身の森　遷（小豆郡長、神懸山保勝会長）によって神懸山保勝会が結成され、その活動がさらに活発となる。なお、明治四十四年には、神懸山の山腹に遊仙橋および絢海を記念する絢海橋が架設され、絢海の長年の功績が称えられた。

二一、川西村の大平國吉と周禎

特徴的な円錐形の小山が点在する西讃地方の鵜足郡川西村（丸亀市川西町）あたりは江戸時代には高松藩領で、この地域の医家と言えば、鷺岡家があげられる。歴代、医を業とし、御典医としても、その名を馳せたという。さらに、もう一軒の医家があり、それがこれから述べる大平家である。

大平家は藤原鎌足の末裔で大平國裕が讃岐豊田郡和田城に居を構え、その一統の國長が川西村に移住する。その子孫、大平國品が医業をおこす。國品は玄甫を養子（大平國輝）として家業を継がす。写真は大平家の代々の人が眺めたであろう雄大な飯野山である。

大平國輝（一七六八―一八三六）は玄甫と称し、号は汝川といい、早くから、養父國品について医学を学ぶ。

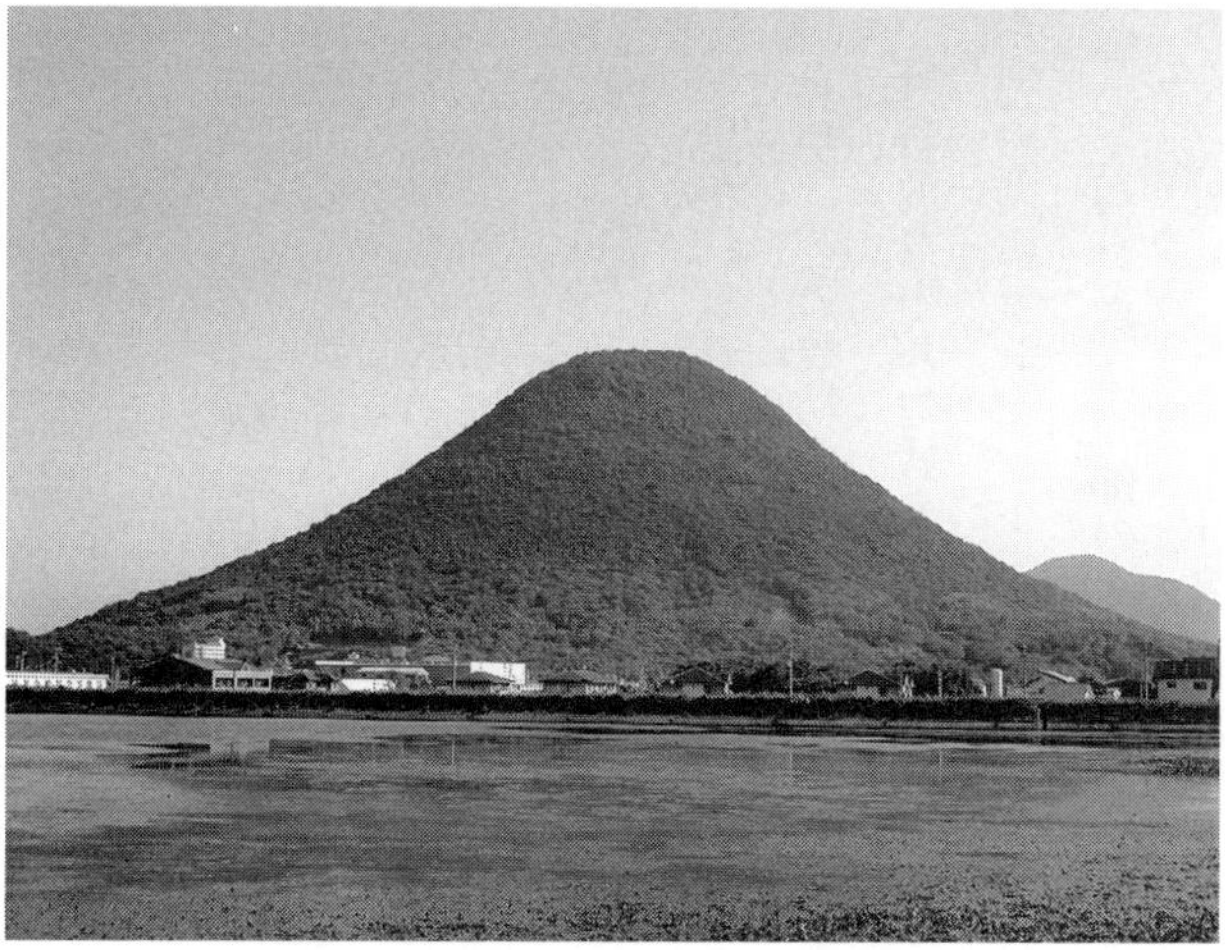

丸亀市川西町の道池より望む飯野山

父の跡を継いで、医業に励み、評判が良く、この地に長く貢献する。六十九歳で没した。彼の父は吉野郡の西丸周作で、号は南海と称し、弟子も多く、また、名医の誉れが高かったと言う。

大平國吉（一八〇五―一八八〇）は玄甫の子で川西村に生まれ、名は養賢、通称國吉、号は石州という。二十歳の頃、長崎へ遊学する。川西村史には「種痘法を究めてそれを郷土の人々に施し、土地の者に養賢さんと呼ばれ尊敬され、今でも土地のひとたちから大平家の代名詞に養賢さんの名をもって呼ばれている」とある。

國吉が長崎で極めたという種痘法は秋月藩の緒方春朔が「医宗金鑑」（一七五二年に伝来した中国の医書）に記載されている中国式鼻孔吹入法を改良した方法と思われる。これは痘痂を乾燥させて保存し、粉末状にして、管で小児の鼻孔に吹き込む種痘法で、春朔はその成功例を一七九〇年頃に報告し、その後、他の地域でもその推進を図ったという。また、外科的なトルコ式もオランダ商館医ケルレル（一七九〇～一七九五年に滞在）が出島で、日本人の小児の腕にランセットで小さな傷をつけて生の痘漿をうえ、四例に成功したと言う記録がある。これ等の人痘種痘は一部の医師の注意を引き、実施されていたようで、若い國吉は長崎に於いて、これらの人痘種痘に興味を持ち、川西村に帰国後に行っていたのかもしれない。しかし、その後、人痘種痘の実施に関して官許は得られず、各地域の医師により広く実施されたと言う資料もなく、根づかなかったようだ。

さらに、國吉が長崎遊学した頃、シーボルトが来日している。シーボルトは牛痘種痘法についても詳しく、「江戸参府紀行」四月二十三日（一八二六年）に、「幕府の医師は一日中私のところで時をすごし、その際、私は子供の天然痘と種痘に付いて説明するようにせがまれた」、「将軍の命令があれば、牛痘漿をバタヴィアから取り寄せて、日本で種痘を手ほどきする、ことに同意した」、また、四月二十六日には「居合せた幕府の医師の前で、私は三人の子供に種痘を行った。しかし痘苗が古いので、ただ種痘のやり方をみせるだけが目的であった」とある。これ等はジェンナーの牛痘苗が一八四九年に我が国に普及する前の話である。

この様に國吉は牛痘種痘法に関する知識をも持っていたので、一八五〇年、近隣の丸亀藩の河田雄禎が入手したモーニケ牛痘苗をいち早く貰い受け、川西村に於いて種痘を実施したであろう。また、慶応二年（一八六六）丸亀藩は河田雄禎を監督として丸亀、大麻村など七か所に種痘所を設けて、住民に種痘をした。

加えて、川西村史には「明治の初年に痘瘡の流行したことがある。その時彼が如何にその手腕を発揮し、如何なる貢献を世に与えたるかは想像以上のもので、種痘に関する限りに於いては当時の第一人者であった。その進歩的なる研究とその術とは県下の医術史上に特筆大書の要があろうと思う」、「名利に活惰たる同家のこととて世に知られていないのは遺憾である」と書かれ、種痘に関する國吉の貢献について大変評価している。國吉は明治十三年、七十九歳で没した。

大平周禎（一八四七―一八八八）は國吉の長男で、若くして高松藩医の柏原謙好、謙益の門に入る。

岡山、次いで長崎に遊学し医学を修める。長崎ではボードインの時代と考えられる。

ボードイン（一八二〇―一八八五）はオランダの軍医で、長崎精得館（ポンペの作った西洋式の病院）の教師として文久二年（一八六二）に来日し、医学教育を行う。江戸に医学校を創設する準備のため一旦帰国し、明治二年（一八六九）再来日し、大阪医学校と東京の大学東校で教え、明治三年に帰国する。

長崎で学んだ周禎は、帰国後に高松藩に仕える。明治三年（一八七〇）十二月十二日、柏原謙益ら医学寮教授らが生徒と共に御坊川で行った牡馬の解剖に加わりその書記をつとめた。藩医名簿には柏原謙好が医学寮中教授、謙好の子謙益は医学寮教頭兼教授と記載され、橘尚賢は医学寮教頭教授である。これは讃岐における初めての解剖とされ、午前八時から午後四時にわたって行われた。周禎は柏原門下一番の秀才であったと伝えられている。

馬の解剖記録

検査	橘先生（橘尚賢）、鴨　先生（柏原謙益）
執刀	森里謙造
書記	大平周禎
器械	藤田棗斎、玉井文達、二宮果亭、神内由己
周旋	竹内好節、山下幸坪、三井正三郎（荘三郎）、山本文禎、古田宗偵

周禎は、明治三年、大阪に出て、大阪医学校（医学所及び病院、管理者は岩佐純）において再来日していたボードインらに学ぶ。明治五年一時廃校となったが、明治六年には再興され、大阪府立病院となり、教授局も設けて医学生も教育する。周禎はここで系統だった医学を学ぶ。

また、周禎は明治六年陸軍軍医に任官しているので、軍医学校で学ぶか、講習を受けたに違いない。これ等の過程で周禎は石黒忠悳（後に陸軍軍医総監、子爵）と同宿し親交を得て、お互いに成績が伯仲し、その前途が期待されたという。

その後、大阪鎮台病院で働く。周禎の師謙益も大阪鎮台第二分営所医局に勤務しており、旧師弟が共に軍に奉職している。周禎は明治十二年には広島鎮台歩兵第十二連隊医官に、明治十五年には東京陸軍病院課に勤務し、明治十八年、熊本陸軍病院治療課長などを歴任する。

明治十九年、病を得て、惜しまれつつ陸軍を退き、故郷に帰り、父の業を継ぎ開業する。同年、叙勲六等単光旭日章を賜る。同二十一年、四十一歳の若さで没した。

川西村史には「もしも氏をして健在ならしめていたならば川西村から軍医総監を出していたかもしれぬと思われて追憶の念新なるものを覚える」と記載される。

大平周一（一八六九—一八九九）は周禎の長男として明治二年生まれ、幼名は芳、後に周一と改める。明治二十七年、京都府立医科大学を卒業し、郷里の川西村で開業する。明治三十二年、若くして病死した。周一の長男、建之助は川西村の村長として、二男の退蔵は丸亀中央病院の薬剤師として活躍する。

大平家には多数の古医書があり、その主なものは建之助の未亡人操女史によって目録が作成されている。この中には周禎の親友、石黒忠悳の著した「脚気論」(明治十年)、「外科説約」、「外科通論」(いずれも明治八年)などが見られる。

大平竹太郎(一八七一—一九二五)は周禎の二男で明治四年生まれで、千葉医専を卒業し軍医となる。軍医大尉の時に退職し、仲多度津郡金蔵寺で開業する。系図によると、明治三十三年に分家するとある。五十五歳の時、病死した。

二三、柏原謙好一族と柏蔭《はくいん》物語

柏原謙好（一八〇八―一八七三）は柏原元厚の長男として、潟元村（高松市屋島西町）で生まれ育つ（写真）。

柏原家は「鴨氏」と称し、備中高松城の近くに住む豪族で、第三代鴨勘左衛門が讃岐の山田郡柏原村（高松市国分寺町柏原）に帰農して柏原氏を名乗る。第四代勘十郎は屋島山麓に開拓された潟元村に入植した。十八世紀になり、第八代八百蔵の兄、柏原元厚（一七八五―一八二六）は分家し、医業を始める。

謙好は十一歳で阿波（徳島）の柴野碧海に入門し、その後、高松藩の藩医堀右膳に外科を学ぶ。文政九年（一八二六）、十八歳の時、父の死に伴い屋島で医業を継いだ。しかし、翌年、長崎に遊学し、シーボルトの診療所兼医学塾、鳴滝塾に入門する（塾生名簿の四十四番目に謙好の名前がある）。さらに、大坂に出て藤沢東畡に漢学を学ぶ。二十三歳の頃帰郷する。彼の

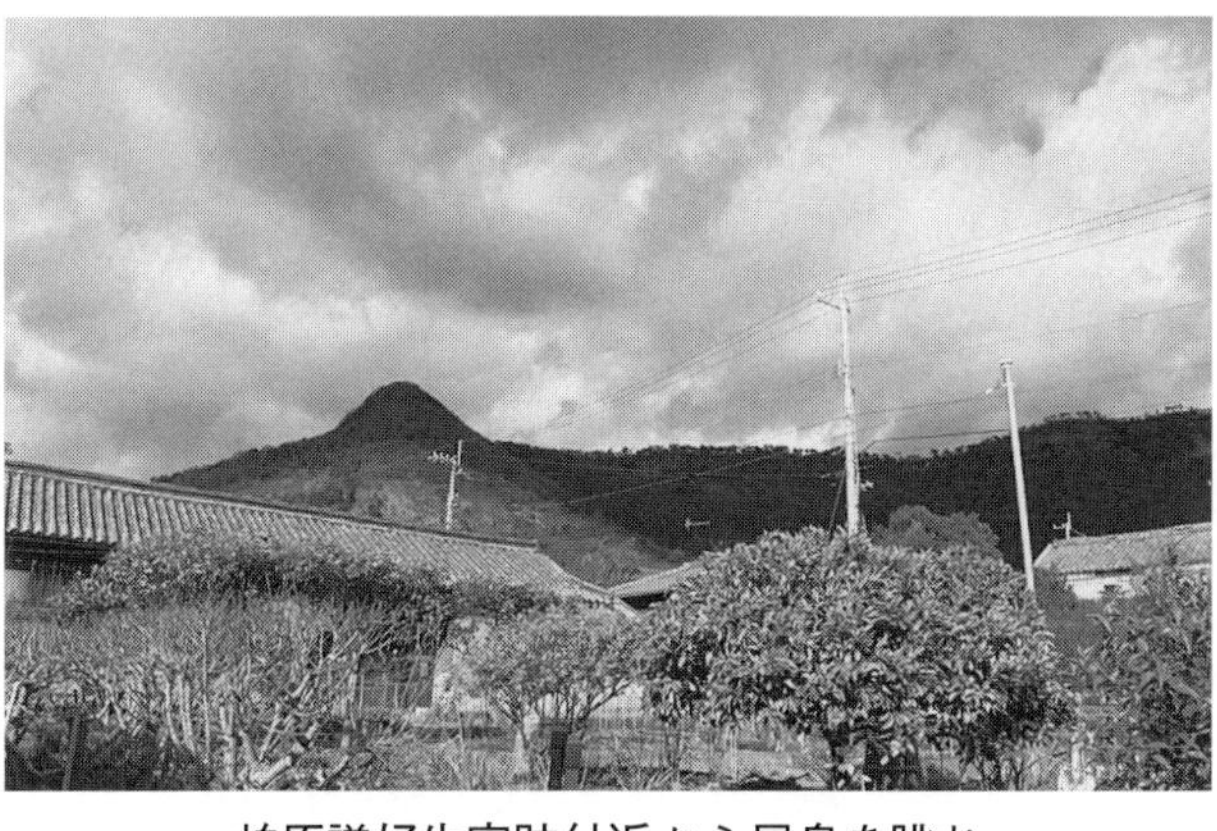

柏原謙好生家跡付近から屋島を眺む

評判は高まり、天保十年（一八三九）、三十一歳の時、名字帯刀を許され、士分（武士）扱いとなり、鴨家の武士としての柏原家を再興した。

開業して十九年目に薬坊主（下級医師）を拝命する。高松御坊町（花園町）で医業を続ける。当時、大流行していたコレラの治療のために「虎烈剌飲」を自ら工夫し、その特効薬は好評であった。五十五歳ごろ、奥医師にすすみ、医業のかたわら、子弟の養成にも力を注ぐ。多数の門弟の中でも、大平周禎、神内由己、長町耕平、高坂柳軒、山本友益、三木方斎、庵原謙立、三宅泰介らは明治期の医学界に貢献した逸材で、彼らの多くは柏原謙益にも学ぶ。

明治二年（一八六九）藩政改革があり、講道館医学寮が設置され、謙好は医学寮出任兼種痘方主事を命ぜられる。明治四年、高松藩医学寮は廃止となり、謙好は公務を引退し、明治六年、六十六歳で没す。

謙好には謙益、貫四郎、孝章（学而）、かよの三男一女がいる。

讃岐の近代医学に貢献

柏原謙益（一八二七―一八九六）は謙好の長男で二十八歳で大坂の緒方洪庵の適塾に入る。三十四歳の時、高松藩医として東海警備隊付き、さらに、京都警備隊員となる。若くして奥医師に昇進し、明治四年（一八七一）、医学寮の仮医学所の教授になった。同年、高松の御坊川近くの閻魔堂付近で、仮医学所の生徒と共に馬の解剖を行う。さらに、翌年、罪人の死体を解剖し、骨の標本を作る。讃岐における初の医学的な人体解剖といえよう。

明治六年（一八七三）、謙益は軍医に任命される。二年後、磨屋町の自宅で私塾「明七義塾」を開き、医術開業試験の準備に必要な学課を教える。門下生は七十余名と言われた。また、医術衛生月刊誌「明七雑誌」を刊行し、これ等は讃岐初である。

明治九年（一八七六）、公立高松病院が創立され、副院長となる。明治十二年（一八七九）、コレラが大流行した際、「虎烈剌病（コレラ）治療法備考」を著し、その対策に貢献した。明治十三年（一八八〇）、高松医会「杏香会」を創設し、会長となる。明治二十九年（一八九六）、六十九歳で生涯を閉じた。

柏原久四郎（一八三二―一八九一）は謙好の次男で、種田流槍術の奥義を究め、高松藩士松本理兵衛の養子となり、貫四郎と名乗る。廃藩置県後は行政官として県政に力を注ぎ、明治八年（一八七五)、士族救済のための授産事業として「信立社」を設立。また、明治十一年、士族の事業資金金融のために発起人代表となり、第百十四国立銀行(現百十四銀行)を福家清太郎と協力して設立する。さらに、塩田従業法の改良に取り組み、また、明治二十一年、愛媛県からの予讃分離運動においても中心的役割を果たす。翌年、香川県会議長に就任する。明治二十四年、病没した。

柏原学而(一八三五―一九一〇)は謙好の三男で、安政元年(一八五四)、十九歳の時、大坂の緒方洪庵の適塾に入門する。福沢諭吉らと共に学び、塾頭もつとめた。文久二年(一八六二)、幕府の医師石川良信の門に入り、元治元年(一八六四)に一橋慶喜の典医となる。学而という名前は慶喜により名付けられたもので、それまでは学介と名乗っていた。慶喜は慶応元年(一八六五)、第十五代将軍となって江戸城に入り、学而も従う。

明治元年(一八六八)、慶喜は上野寛永寺に蟄居謹慎となるが、翌年、版籍奉還に伴い蟄居を許され、静岡の宝台院近くの紺屋町に移る。その頃、静岡では駿府学問所や駿府病院が設立され、旧幕時代の奥医師の蘭方医はほとんど静岡に移った。学而も慶喜の屋敷のすぐ向かいに住み、駿府病院に二等医師として勤める。明治四年廃藩置県で、静岡病院(駿府病院が改称されていた)が解散となり、ほとんどの医師は東京に帰ったが、学而は残り、紺屋町で柏原病院を開業した。明治九年、医学開業国家試験制度が施行され、県の試験委員となった学而のもとには教えを請うものが多数集まり、また、忙しい診療や教育の合間には医学書や自然科学書を多数著した。明治三十年、慶喜が東京巣鴨に移り住んだ後も学而は静岡に残り、明治四十三年、七十六歳にて没した。「紙布斯（ギブス）包帯法」（慶応三年）、「耳科堤綱」（明治九年）、「眼科堤綱」（明治七年）など多くの医学書を著す。本人の遺言により郷里にも墓が建てられ、高松市の姥ヶ池にある墓地には、父謙好と謙益、学而兄弟の墓が並んでいる。

柏原長英（一八五九―一九二九）は謙益の養嗣子で、柏原医家の第四代目となる。長英は鵜足郡法勲寺村（丸亀市飯山町）に住む医師高木禎吾の長男として生まれ、明治三年（一八七〇）、十二歳で高松に出て、柏原謙益の門に入る。謙益には子がなく、明治六年（一八七三）、長英は謙益の養子となり、学而の次女で謙益の養女となっていたトシと後に結婚する。従って、謙益の子孫は血縁的には学而の系統といえよう。

長英は明治八年（一八七五）、東京に出て大学予備門に入学し、明治十九年には同大学（この年東京帝国大学と改称）を卒業、和歌山県立病院副院長となったが、明治二十二年に辞職し、高松市磨屋町の謙益の業を継ぐ。同二十九年、延べ百坪の洋風病院を新築し、患者は伊予、阿波、備前にも及んだという。なお、病院新築時に、招かれた静岡の学而は旅の様子を「舟車日乗」という紀行文に著している。この再会の約一か月後に謙益は亡くなった。

長英は柏原医家のさらなる発展を求めて、近代化が進んでいる京阪地方への進出を考え、大正七～十年頃大阪に移った。昭和四年、長弘宅において七十歳で没した。

長英とトシにはミネ、長弘、ヒデ、エイ、邦夫、復三郎、フミ、ハナの三男五女がいた。

柏原長弘《たけひろ》（一八八五―一九六四）は長英の長男で、高松の磨屋町に生まれ、医家五代目となる。京都大学医学部を卒業し、講師を経て、大正十年、大阪の回生病院に勤務する。昭和九年、大阪で産婦人科柏原病院を開業した。長弘には四女があり、何れも医師に嫁ぐ。

柏原光太郎（一八八二―一九五八）は高松市小豆島の神官黒木家に生まれ、長英の次女ヒデと結婚し、養嗣子となる。光太郎は明治四十年（一九〇七）、高松の柏原病院院長となるが、大正三年（一九一四）大阪で柏原病院を開業した。大正七年頃、柏原胃腸病院と改名される。

渡部喜三（一八七八―一九七一）は長英の三女エイを娶り、大垣で開業する。渡部喜三には四男一女があり、四男すべて医家となった。

柏原復三郎（一八九五―一九四八）は長英の三男で、高松に生まれる。大正十四年父長英の残した高松の磨屋町の柏原病院に勤務し、後に、分家して大阪で産婦人科を開業するが、終戦前に病院は空襲で焼失する。復三郎には進、露子、純二、英三の三男一女があり、長男は大阪で開業する。残りの三人は柏原家の故郷の地、高松で活躍する。純二は県立中央病院を経て、高松市中野町で産婦人科を開業し、英三は高松市郷東町で馬場精神科病院を営む。露子は佐々木英信に嫁ぎ、英信は佐々木医院を高松市扇町で開業した。現在、長男の雅英氏が継ぎ、次男良英氏は高松市春日町で春日佐々木医院を開業している。なお、復三郎氏とその子の英三氏、並びに孫の良英氏はいずれも京都府立医科大学卒業である。

吉馴《よしなれ》信安（一八八四―一九七一）は長英の四女フミと結婚する。後に、兵庫県立病院を経て開業した。信安は讃岐の鵜足郡法勲寺村の出身である。

緒方英俊（一八八九―一九五〇）は長英の五女ハナを娶る。英俊（梅田）は緒方正清の養子で、京都大学医学部を卒業し、後に神戸市民病院に勤める。緒方正清は讃岐の阿野郡端岡（高松市端岡）に生まれ、柏原謙益の門下となり、高松医学校を経て、明治二十年、東京帝国大学医学部を卒業する。緒方拙斎（緒方洪庵の養子）の娘婿となり緒方姓を名乗り、明治三十八年、緒方産婦人科病院及び産科院を設立した。なお、緒方正清は英俊と共編で「硬性放射線学」を丸善から大正四年に出版する。

以上、柏原医家は十八世紀、元厚に始まり、長崎遊学した謙好、謙益、長英、長弘らと何代にもわたり医療に従事し、また、多数の医師を今日まで世の中に送りつづけた家系と言えよう。

柏蔭物語―柏原家史

本書は屋島山麓に続く旧家、柏原家の本家九代、分家三代にわたる長い歴史の記録で、著者柏原及也氏が数々の文献と実地検証を重ね、二十年間を費やしてまとめた労作である。上、下一、二の三巻で実業之日本事業出版部から平成十年と十二年に発行され、何れも四百頁を越える大作で、その内容は三十八章にわたる。柏原家と塩田事業、幕末並びに明治維新後に活躍した人々、また、異色の人としてベルリンオリンピック日本代表の柏原勝、昭和天覧試合に参加した柏原俊一、瀬戸内海画伯として知られる洋画家柏原覚太郎、大阪大学総長を勤めた釜洞醇太郎、原水爆禁止運動の三宅泰雄なども紹介されている。

単に家系史の枠を越えて日本の歴史の発展が垣間見られ、挿入されている一三〇点を越える貴重な写真や地図から、当時の様子が良く分かり興味が尽きない。

本著は二〇〇一年、第四回日本自費出版文化賞、個人誌部門の入賞作品であることを付記しておく。

二三、檀紙の綾養元、鎌田貞堅と近世の医家

檀紙は高松市の南西部にある旧村名で、檀紙、御厩《みまや》、中間《なかつま》の三つの村が明治二十三年に合併し、檀紙村となり、昭和三十一年には高松市に編入された。地名の由来は、平安時代から中央にも知られていた「檀紙」の有数な産地であったことによる。なお、今回、檀紙を訪れたところ、美しい山々が見られ、左から堂山、六ツ目山（別名は読みは同じだが、娘山、六女山）、加藍山で、檀紙小学校の正門前から撮影した。六ツ目山《むつめやま》は讃岐七富士の一つで御厩富士《みまやふじ》ともいわれ、標高三一七メートル、檀紙町から国分寺町にかけて位置する。

綾　養元（一八〇九ー一八四八）の祖先は日本書紀によると、日本武尊（十二代景行天皇の子）の子武卵王《たけかいこのみこ》が土佐の海に住む大魚を退治し、その後、讃岐に住みつき、讃留霊王《さるれお》と呼ばれた。その七代目の子孫の日向王が綾川流域を支配し、綾氏の祖先とされる。

なお、日向王の墓がＪＲ予讃線の鴨川駅近くにあるというので訪ねたが、残念ながら見つからなかった。その代わり、景行天皇の子

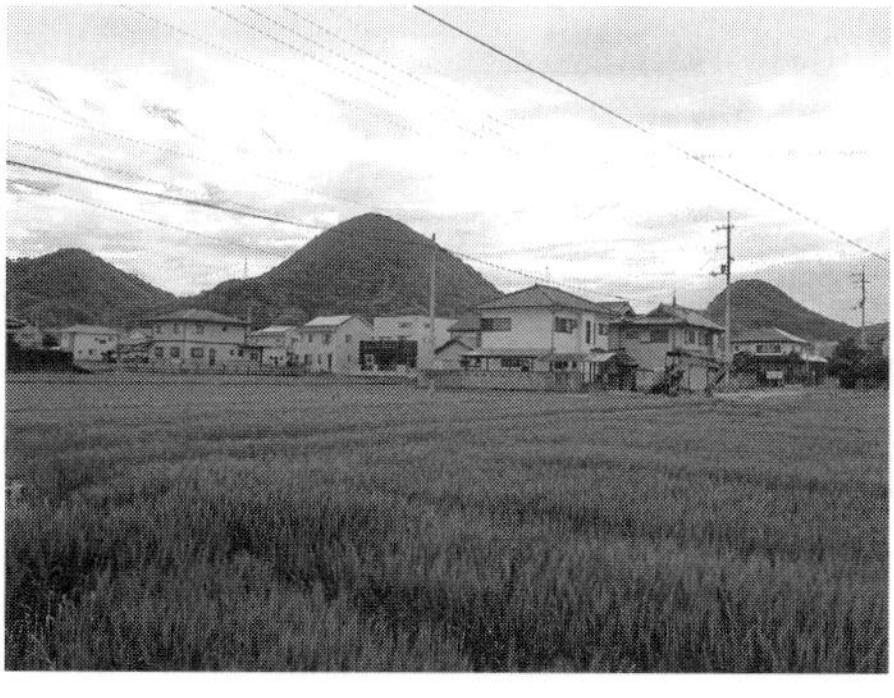

六ツ目山（写真中央）

で讃岐国造の祖といわれる神櫛王《かんぐしおう》の墓を参拝した。これは高松市牟礼にあり、宮内庁が管理している。

また後日、ようやくJR予讃線国分駅近くの金毘羅街道の道路脇にひっそりと佇む小さな積石塚の日向王の墓へ柏原荘一氏に案内してもらった。そのすぐ側には日向王というバス停があった。

さて、その綾氏（公）は山田、香川、阿野の中讃地域に勢力を広げた豪族で、綾氏の主流は中世には讃岐藤原氏と称し、他は香西、羽床、新居、福家などの地名を姓とする武士として中讃を支配するようになる。その綾氏の末裔で江戸時代、檀紙村で代々医を業とした一派の子孫に綾　養元がいる。

養元は通称、景国といい、長崎に遊学する。その際の蘭書がたくさん残っていたと聞く。医学を修めた後、檀紙村で、その後、高松の木太町でも開業する。嘉永元年（一八四八）、檀紙村で没した。行年は不詳だが、四十歳代であったらしい。

鎌田貞堅（一八三〇―一八九一）は鎌田家の祖は管領細川頼之の家臣足利尊氏の末裔で、定紋も足利氏と同じという。一門の奥又次

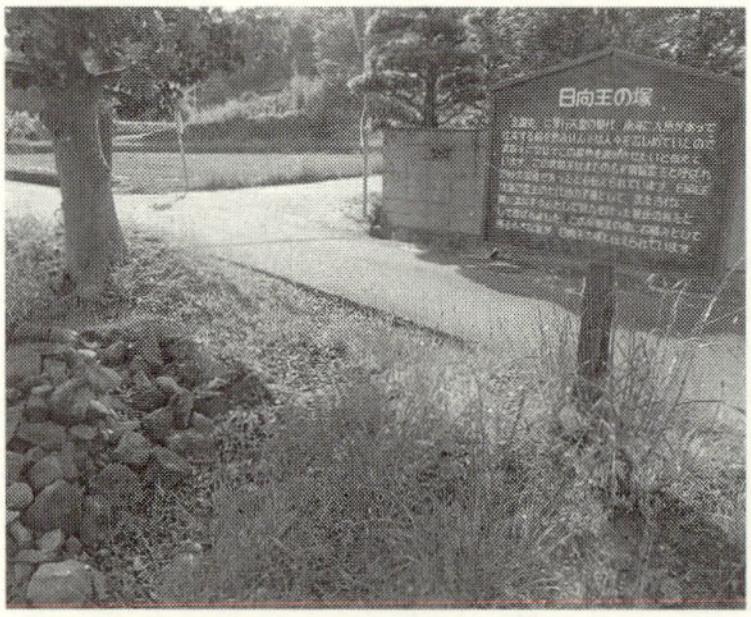

日向王の墓

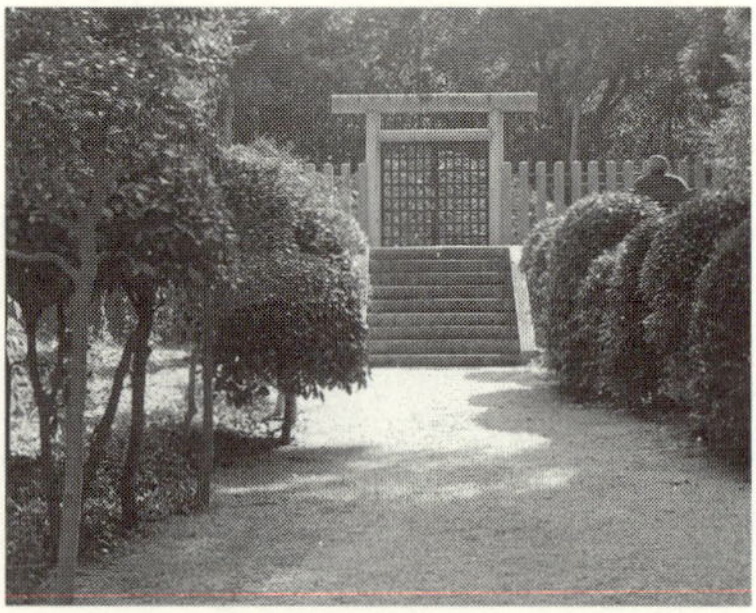
神櫛王の墓

郎貞政が讃岐に来て、鎌田家の祖となり、その一統の鎌田森太の次男が鎌田貞堅である。森太は三本松の木内玄達の子で、鎌田家の養嗣子となった。医術に秀で、また、和漢にも通じて、松平家の中小姓（小姓は貴人の側近く仕える役）や御側役を仰せつかる。なお、鎌田家は高松初代藩主松平頼重公以来、御側役や騎馬役を無給で仕え、また、庄屋も務める。

貞堅は名を述次と言い、幼いころから優秀で、医術を学び、長じて開業する。兄の鎌田貞啓は通称弓治といい、医療に励んでいたが、三十二歳で死亡した。そこで、貞堅が父森太の後を継いだ。文久二年（一八六二）に高松藩の中小姓となり、また、鳥羽伏見の戦いでは医師として従軍する。明治になり、長崎に七年間留学して、西洋医学、特に耳科学を学ぶ。貞堅は生涯を通じて「医は仁術なり」に徹して、患者に薬代を請求しなかったと伝えられている。

近世檀紙町の医師

河西敬吾（一八五六―一九一九）は初代河西敬吾（檀紙村で開業）の子で、二代目河西敬吾は安政三年生まれで幼少時に父を失い、山田郡坂元村（高松市川島東町と川島本町）の医師大島友仙に養育される。十六歳の時、大阪で医術を習い、二十五歳になり、友仙が世話する亡父の檀紙村の医院を継ぐ。大正八年に六十四歳で没した。

敬吾には一人娘初枝がおり、檀紙村の芦原義雄（檀紙村四代目村長）の次男芦原源吉を養子として迎える。なお、源吉の兄芦原義重は工学博士で、勲一等旭日大綬章を受賞した関西電力の元社長、会長である。

河西源吉は昭和三年、京都大学を卒業後、軍医とし活躍した後、檀紙村で医業を継ぐ。その後、昭和二十三年には、高松市番町で河西医院を開業する。

辻　玄通（一七四六―一八〇三）の祖は元亀（一五七〇）の頃、生駒近規に従って讃岐に来た。その子孫が医業に従事し、辻　玄仙の代に男子がなく娘に医師組橋道順の子の信古を養子とする。この信古が玄通で、延享三年（一七四六）に那珂郡郡家村（丸亀市）で生まれる。二十歳の時、山脇東洋の古医方を、また産科を賀川玄悦に、垣本鍼玄に鍼術を学ぶ。これら当時一流の医家に学んだ信古は二十四歳の時に帰郷して、丸亀藩の侍医となる。しかし、間もなく辞任し、檀紙村の玄仙の後を継いだ。患者が戸外にあふれるほど、医業は栄える。医学のみならず文学にも通じ、「珠浦文集」などを著した。享和三年（一八〇三）、五十七歳で没した。

那須只次（一八三九―一八九五）の祖は三河国西賀茂郡に端城を構えた那須弾正（織田信長の家臣）で、その子孫が後に美濃の池田輝政に仕え、輝政の播州入国に従い備前に移住した。那須半之亟の代に来讃し、その次子の常右衛門が鬼無に住む。彼の子庭碩（?―一七六九）が医師となり、鬼無において順助、仁造と代々医業にかかわる。

只次は仁造の次男で、父並びに高松藩医千種家に医学を学び、後に円座村にて開業する。明治二十八年、六十七歳で没した。只次の一女のヤスは綾南地方の士族の出で、綾歌郡陶村の医師細谷　勲の子、文雄を養子に迎え、医業を継がせる。

那須文雄（一九一〇―一九四四）は日本大学医学部を卒業し、那須ヤスの養子となり、円座で那須家の医業を継ぎ、地域から尊敬された。

那須　隆《たか》（一九一六―一九九六）は木田郡氷上村（三木町）の代々医に携わり、嶽《だけ》の医者として信望を集めていた日笠家の出で、大阪女子高等医学校（現関西医大）を経て那須文雄と結婚し、円座においで共に医業に励む。しかし、文雄は太平洋戦争に従軍し、昭和十九年、ニューギニアで病死した（陸軍軍医大尉）。

その後、隆は白井博愛と再婚する。円座の那須医院は、現在、隆の子息によって引き継がれている。

以上、綾川流域を支配した綾氏の祖先と言われている日向王の積石塚を紹介し、檀紙から長崎遊学した綾　養元と鎌田貞堅、さらに、檀紙における近世の医家の活躍について述べた。

二四、三井眼科一門と三井金鱗

江戸初期、三井《みい》新兵衛重行を祖とする三井眼科は白内障の治療に優れ、我が国の草分けとされ、子子孫孫まで眼科治療に従事する稀な一族と言えよう。

三井家は藤原鎌足の末裔で、越前守三井日房が天正年間（一五七三―一五九一）讃岐に来て、象頭山下大麻山（琴平町）の城主となる。その子孫が新兵衛重行である。

三井新兵衛重行（壽伯）（一六二〇―一六九八）は讃岐の五條村（琴平町）に住み、初めて眼科を業とする。その起こりは延寶年間（一六七三―一六八〇）、尾州清岸寺の僧、雪渓和尚が金毘羅大権現の金光院に滞在中、壽伯に眼科の流儀を伝授したことによる。その頃、尾州海東郡馬島村（愛知県海部郡大治町馬場）薬師寺の蔵南坊の住職は代々眼科治療の特技を持っていた。その馬島流眼科を創始したのは清眼僧都で、それから十四代目に当たる円清法印が雪渓和尚と言われている。

わが国では、外科に次いで早くから眼科の専門医がおり、中でも馬島流眼科は最も古く、始まりは室町時代とされる。江戸時代に入り、馬島流は隆盛の一途をたどり、蔵南坊は明眼院と言う寺号が与えられる。

壽伯はこの馬島流を伝え、また改良した。当時、眼科で難しい治療は白内障で、針を使って排膿する。古くから直針と言い、眼の前面から針を真直ぐ入れるが、瞳孔を傷つける恐れがあり、十分な治療が出来ない。そこで、壽伯は眼球の側面から針を入れて排膿することに成功し、三井家眼科の秘伝「横針法」として伝える。墓は琴平町の廣谷にある。壽伯の子、重理（道安）と重広（立悦）は眼科を継ぐ。

高松の三井家

三井道安（一六六五―一七四五）は壽伯の長男で、名は重理、通称は道安または光慶という。金比羅の松尾町小坂（琴平）に住み、父の後を継ぎ「小坂の三井」と言われた。三子があり、長男重信（光慶）と三男重之（善庵）は父の後を継ぎ、次男重矩は岡山藩の斉藤伯元の養子となる。

三井重信（一七〇三―一七六六）は道安の長男、父の通称をつぎ光慶、号は梅山。弟の重之と心を合わせて勉強する。弟を大阪に出して修業を積ませ、自分は琴平で家業を励む。実子がなく、弟重矩の子、惟親を養子とする。

三井惟親（一七三四―一八一六）は名は惟親、重紀、重嵩。岡山藩医の斉藤重矩の子で通称は光慶、号は北星である。医術に優れ、名声が高く、高松藩主七代松平頼起より安永十年（一七八一）正月三日の寺社年頭御禮のお目見えを仰せつかる。一八〇三年、表医師になり、十人扶持を受け、高松の天神前に移る。藩命で、琴平と高松の両方を一人で主管し、同年、奥医師、十五人扶持となり、江戸に出府する。一八〇五年、藩侯の信任が厚く、御屋敷を拝領する。三井眼科の針による治療は評判で、江戸の諸方から患者が集まり、江戸で名を上げる。惟親には為親の他に、養助、養俊の二男があり、彼らは那珂郡久保宮（仲多度郡満濃町）で成人し医を業とする。

三井為親（一七六九―一八三二）は惟親の嫡子で通称は春林、光慶、号は金陵という。文化元年（一八〇四）、江戸に於いて表医師、五人扶持、さらに、十人扶持となり、皆川淇園ら当時の有名な学者とつき合う。山田郡潟元村（高松市屋島）の神保左仲の次男展親を養子とする。

三井展親（一七九〇―一八五二）は通称は義齊、号は屋山で、一八三二年、表医師に、一八四五年、十人扶持となるが、同年、病を得てお暇となる。

三井篤親（一八一八―一八七九）は展親の嫡子で、通称は元亮、大阪で三井元孺（棗州）に眼科を学ぶ。一八五二年、表医師、一八六三年、五人扶持、奥医師に進む。明治二年には藩政改革で給米十二石となる。その子湛《たたえ》（一八五一―一九二〇）が後を継ぐ。

丸亀の三井家と長崎遊学した三井金鱗

三井養助（?―一七九〇）は三井惟親の次男で那珂郡岸上村久保宮に住み、医を業とする。

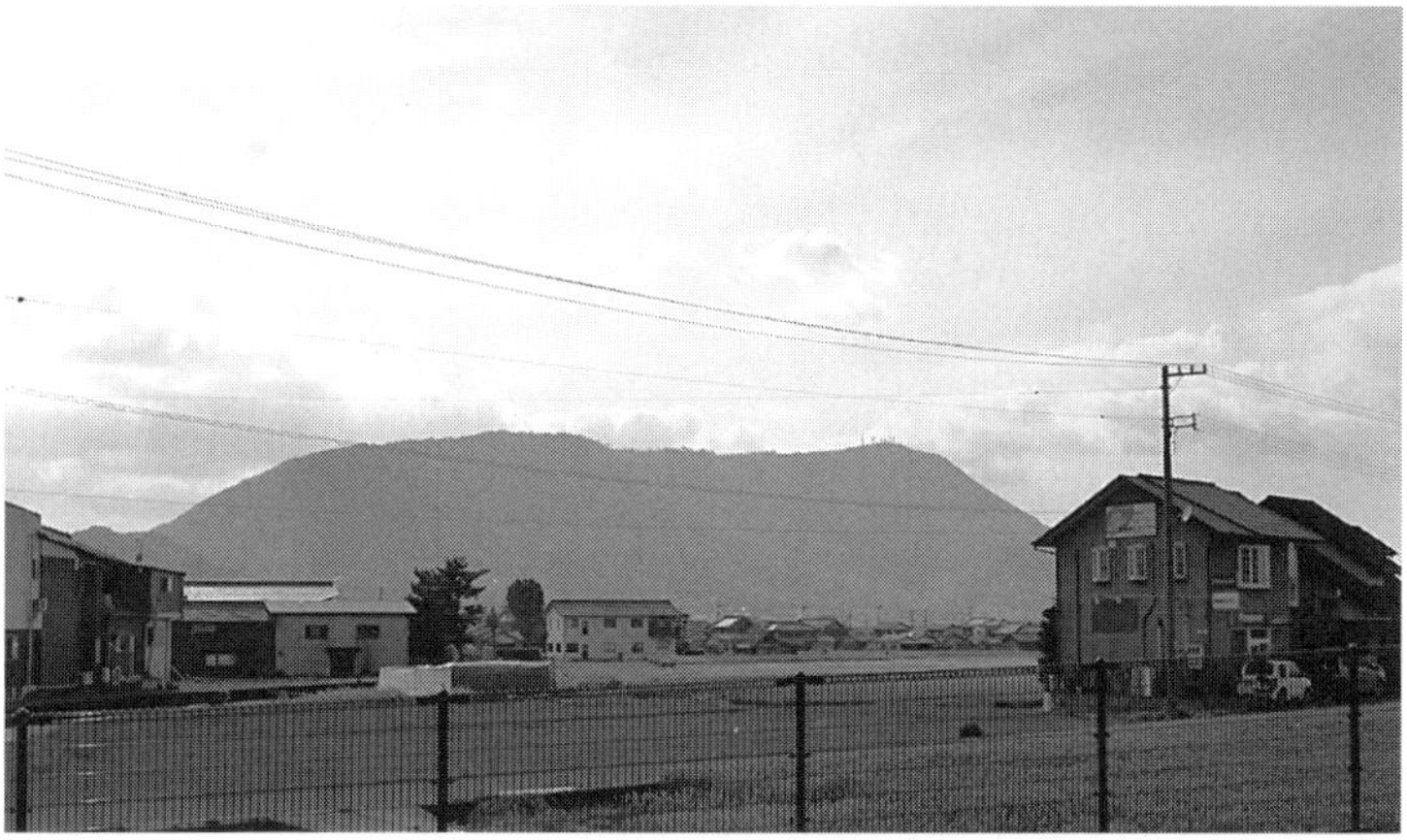

三井金鱗生家付近から望む金比羅の象頭山

三井金鱗（一八〇九―一八九〇）は養助の次男、通称は公圭、後に秀造、号は金鱗といい、那珂郡吉野村（まんのう町）に生まれる。若くして大坂に出て、同族の三井元孺（棗州）に眼科を学ぶ。吉益門に入り、次いで長崎に遊学した。さらに、大坂諸州の名医を訪ね、外科、産科、小児科を学んで帰国する。その後、丸亀にて開業する（丸亀市医師会史三十年の歩み、平成十四年）。詩文を好み風月を吟詠して楽しんだと言う。

奥田光景（一八四二―一九二三）は金鱗の長男で、奥田卯太郎（金鱗の大坂時代の学友）の養子となる。徳島で医業を継ぐ。

奥田謙蔵（一八八八―一九六一）は奥田光景の次男、日本医専を卒業し、日本漢方医学会の顧問、千葉大講師を勤めた。また、奥門会古医法の唯一の伝承者であった。

渡部　通（一八四九―一九三一）は金鱗の次男で、母方の渡部家を継ぐ。儒者として有名で、金鱗の墓碑銘を撰した。子孫の多くは医業につく。

久保宮の三井家

三井養俊（?―一七九五）は三井惟親の三男で、この家系は三井後益が医業を継ぐ。

三井後益（一七七四―一八五八）は名は承之焦、また、後益、通称は養俊で、那珂郡岸上村久保宮（仲多度郡まんのう町）で医を業とする。

三井昌伯（一八〇八―一八六四）は三井後益の嫡子、通称は養俊、昌伯で、久保宮に生まれ、父より医学を学ぶ。吉益門を経て、諸国を回り医学の道を励む。家学の眼科、特に金比羅三井家の横針法に通じ、門前市をなす。九代藩主松平頼恕の叔父の重症な眼病を治療した。病院は久保神社の東側、四面に堀をめぐらせ、長者門母屋、米倉、貴賓病舎一棟、

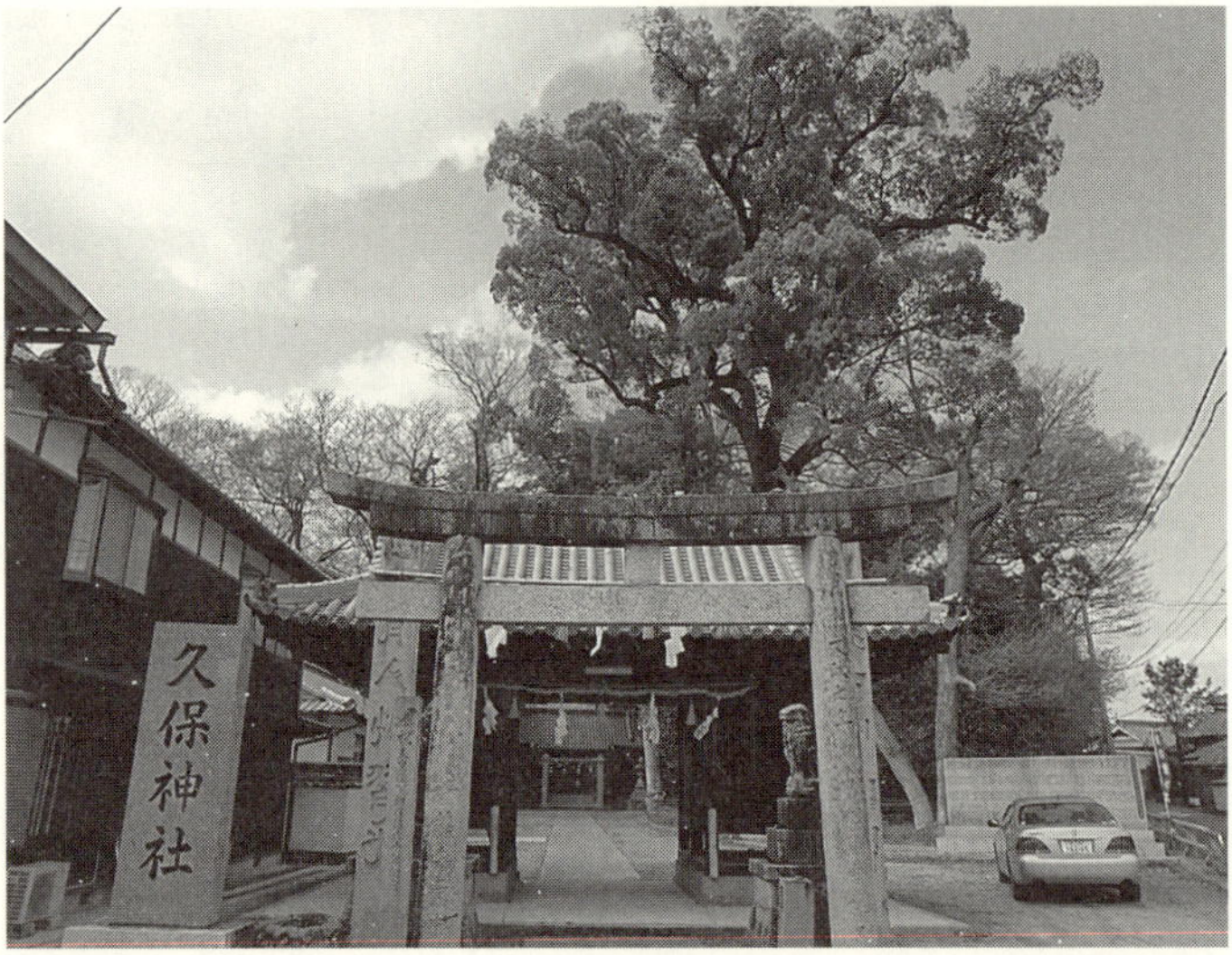

久保神社

普通病舎三棟などがあり、その敷地は千坪を越え、明治維新に及んだと言う。岸上村（まんのう町）の長味墓地に葬られる。三男あり、何れも医を業とした。

三井養碩（一八三八―一九〇六）は昌伯の長男で、神戸において医を業とする。

三井岩之進（?―一八八九）は昌伯の次男で、二代目昌伯と称して医業を継いだ。

三井俊益（一八四一―一八八九）は昌伯の三男で、医師となり、傾いた三井家を立て直し、阿野郡栗熊村（丸亀市）の香川医家の婿となる。

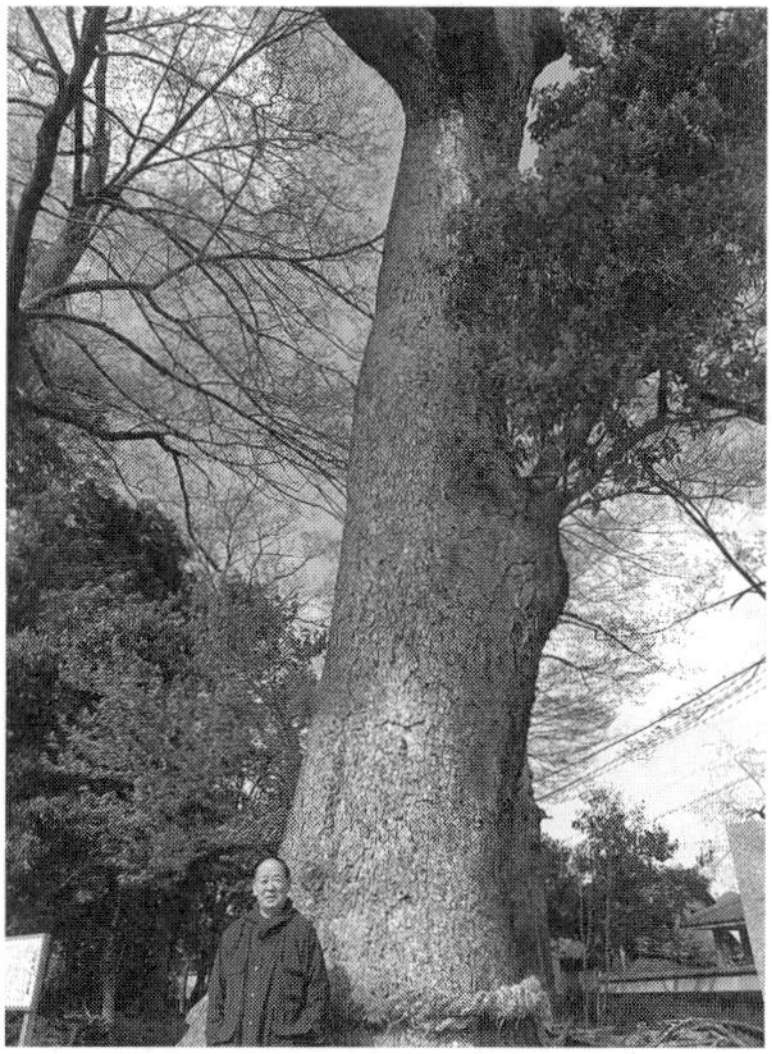

久保神社の御神木

大坂の三井家

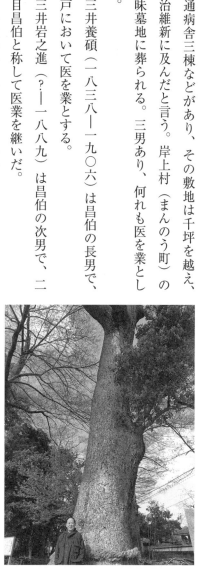

三井善庵（一七〇八―一七四八）は三井道安の三男、名を重之、通称は善庵で、兄重信の勧めで大坂に出て、眼科の諸説を学ぶ。一七四三年、「銅関醫通」十六巻を著す。病気で故郷に帰り、四十一歳で没した。実子がなく、吉野村大宮（まんのう町）に住む姉婿の黒木式部大夫良春の三男良之を養

子とする。

三井良之（元孺、号は眉山、一七三三―一七八四）は幼い頃から、善庵に眼科を学び、後に養子縁組する。義父の死後、大坂に出て研鑽を積み、三井家の名を挙げる。彼は三井家の一子相伝、秘伝「横針法」の術を解禁し、当時は画期的なことと思われるが、その方法を門人に教えた。門人も増え、病人も四方から来た。大坂（大阪市南区順慶町通り四丁目辺り）に住み、名医として名を轟かす。

三井善之（元孺、号は棗州、一七六六―一八三三）は良之の長男、父に劣らず研究熱心で、同じように家方の横針法を門人に伝えていたので、門人も多く、患者は門前市をなし、三井眼科の名を四方に高めた。善之は「浪華当時人名録」（一八四八年）に浪華眼科之祖とある。元孺親子はそれぞれ眼科書を著している。

なお、善之は幕末、眼科の神医と言われた土生玄碩（一七六二―一八四八）に白内障の横針法を教授した。

黒木千之（一七六九―一八二〇）は通称は道立、号は可亭、三井良之の次男棗州の弟である。父の実家黒木家を立て直し、眼科を継ぐ。

三井元之（一七八八―一八五〇）は棗州の嫡男、通称は元孺で、医業を継ぐ。

三井宗之（一八一九―一八七五）は通称は玄孺、文雅を好み、家業は衰えた。

三井敬之（一八五五―一九二三）は宗之の子で、先祖代々の眼科を家業とし、内科、外科も標榜した。

三井元蔵（一八九〇―一九四五）は敬之の嫡子で、大阪高等医学校卒、三井家の旧居（大阪市順慶町四丁目辺り）に住み、医を継ぐ。

三井武三郎（一八七三―一九六一）は敬之の弟で、大阪医学校卒で武三郎の二人の子は何れも大阪大医学部卒で医師として活躍した。

金光院医師の三井家

三井立悦（?―一七三七）の名は重広、通称は立悦、三井壽伯の次男で父の眼科を継ぐ。正徳年間（一七一一―一七一五）に金比羅松尾町の阿波町に分家する。阿波町の三井と言われた。病死し、墓は徳島市の般若院にある。子孫は初め徳島に住んだが、後に琴平に帰った。

三井萬安（一六九六―一七四五）は立悦の長男で、名は重理、通称は萬安、若い頃から阿波の徳島で眼科を開業する。蜂須賀候に仕える前に、急死した。三男の隆安が家を継ぐ。

三井隆安（一七三九―一七九一）の名は重足また圭で、七歳の時父に死別し松尾町に帰る。京都で香川南洋から内科を学ぶ。二十四歳になり、琴平で内科を開業した。一七八一年、金光院主から侍分として帯刀を許される。四條村（琴平）の姉婿の田岡儀兵衛直義の次男直博を養子とする。

三井周徳（一七七一―一八〇七）の名は直博、通称習徳、号は鑑山で、京都に出て、伊藤東所の門人として儒学を学び、郷里に帰り医を業とした。金比羅宮の金光院の家来並みになる。男子がなく、実妹の夫山野澤之助の次男重清を養子とする。

三井隆齊（一七九六―一八五一）は重清、通称沢齊後に隆齊、号は雪航といい、讃岐の仲多度津郡田村（丸亀市）に生まれる。一八〇八年、医術修業のために大坂に出て、三井棗州に眼科を学ぶ。国に帰り、家督を継ぎ、また、金光院の医員となる。その後、御儒者助役となり、一八四九年からは儒員として子弟の教育をする。その子隆邦が後を継ぐ。

三井隆邦（一八二一―一八九六）は字は重韶、通称は隆邦といい、幼少時より父について医学および詩文を学ぶ。十九歳の時、岡山の辻尚彦に医術を二年間、大阪の三井元孺（元之）に眼科を二年間、京都の小石元瑞に西洋医術を二年間学び帰郷する。一八四八年、金光院医長、奥医師となる。西讃では西洋医学の紹介者として知られる。幕末、日柳燕石らと共に国事に奔走する。子弟の教育にも力を注ぐ。阿野郡川東村（まんのう町）の円勝寺の高尾智量の次男荘三郎を養子とした。

三井荘三郎（一八五二―一八九四）は字は子養で、三歳の時、母が亡くなり、十二歳の時父も没し、隆邦に養われた。医学は高松藩医橘　尚賢に学び、京都でルドルフらに西洋医学を学ぶ。帰国後は柏原謙益の明七義塾に於いて医学を教える。後に高松病院にも勤務し、その後、琴平に帰り開業した。香川県会議員としても活躍する。

以上、三井親兵衛重行を祖とする三井家の人々は先祖の業を継承し、三井眼科の名を琴平、丸亀、久保宮、高松、江戸、大坂の全国に高めた。

二五、三木良斉と小豆島の種痘

三木良斉（一八一二―一八八六）は小豆郡二面《ふたおもて》村（小豆島町）に生まれ、幼名を藤太郎と言う。向学心が強く、また、家業の商いを嫌い、早くから高松に遊学する。十五歳で大坂に出て、道修町の薬輔に勤める。十七歳になると吉益塾で医学を学んだ。吉益塾は実験医学の道を開き、「類聚方」などを著した吉益東洞の長男南涯（一七五〇―一八一三）の塾で、門人三千余名といわれる。しかし、良斉が大坂にいた頃には南涯はすでに没しており、良斉は三代目の北洲（一七八六―一八五七）または南涯の門人に学んだと思われる。

さらに、京都の御典医、小森縫之助に学んだという。しかし、佐々木礼三氏によると、「小森縫之助は見当たらず、シーボルトと親交のあった小森玄良（義啓）（一七八二―一八四二）ではないか」と指摘する。その玄良は長崎に遊学した後、一八一四年、京都で開業し、公卿の中にも治療を乞うものが多く、一八二〇年には侍医となり、一八二八年五月、縫殿助という御典医の位になった。シーボルトの「江戸参府紀行」には往きと帰りの京都の宿に五回も面会に来た小森肥後介として載っている。

向学心に燃える良斉はシーボルトのことや牛痘による予防法のことを聞き、長崎に遊学する。その後、兵庫に住むシーボルトの門人といわれていた伊東立節に就いて三年間学び、兵庫で開業し、名医として名を馳せた。約二年後（一八四三年頃）には小豆島に帰郷し開業した。良斉は和歌、狂歌、俳句や写生風の画を楽しみ、還暦の年に医業を長男の三木方斉に譲る。明治十二年没した。

小豆島の種痘

天然痘は痘瘡、疱瘡、人痘などとも呼ばれ、痘瘡ウイルスの感染症で、高熱、全身の皮膚に紅斑や水疱が認められ、二〇～四〇％の人が死亡する恐ろしい伝染病である。回復しても、顔面や皮膚に痘痕（あばた）が終生残る。

この病気の予防に関する試みがインドや中国で古くからなされ、我が国にも伝わるが、危険でもあり、人痘種痘によって死亡する子も少なくなかった。

一七九八年、イギリスのジェンナーが牛痘種痘法を発見し、わが国でもそれを伝えようとしたが、最初は上手くいかなかった。最終的には、一八四九年バタヴィアから長崎に届いた牛痘痂により接種は成功した。そしてわずか六か月の間に長崎から九州各藩、京都、江戸にと各藩の蘭方医らによって牛痘苗（モーニケ痘苗）が、子供から子供へと接種しながら広がり、日本の多くの藩で種痘が行われたといわれる。

この種痘はいつ頃、小豆島で始まったのだろうか。既に述べたように、モーニケ痘苗は長崎から京都へ、さらに大坂経由で四国に入ったのだろう。緒方洪庵らの大阪除痘館牛痘苗諸国分苗所の名簿をみると、四国では嘉永三年（一八五〇）一月に小豆島の中桐文炳（小豆島草壁村）の名前が最も早く記載されているので、文炳が小豆島における種痘の嚆矢と言えよう。

一方、佐々木礼三氏は「良斉が初めて小豆島に種痘をおこなった」という。良斉の兵庫の師である伊東立節の名前が嘉永二年（一八四九）十二月に大阪除痘館の分苗所として記載されているから、良斉は伊東立節のところから痘苗を貰ったかもしれない。しかし、これを裏づける記録はない。ただ、中桐文炳が痘苗を持ち帰った年からほぼ十年経った一八六〇年頃、良斉の子、方斉が当地で種痘をしたという記録は残っている。

三木方斉（一八四七―一九三一）は良斉の長男として、小豆郡二面村で生まれる。幼名は隆輔で、十二歳で立節、十七歳で方斉と改める。十二歳の時、高松藩侍医、柏原謙好の門に入り、その子謙益、学而らに就いて四年間、蘭学、医学を修める。

さらに、学而のすすめで徳川家に仕官し、元治元年（一八六四）、慶喜出陣にあたって、「表医師の御取扱い」となる。

明治維新の動乱の際には、軍医として活躍し、特に蛤御門の戦には慶喜の出陣に従う。そこで、当時の徳川家の家臣渋沢篤太夫（栄一）（日本資本主義の父）や高松凌雲（我が国の赤十字運動の先駆者）

らと親交があった。

慶応元年（一八六五）、方斉は故郷の小豆島に帰り、家業を継ぐ。後に、学而の兄、柏原謙益が教授として働く高松病院や丸亀駆梅院等に勤める。

明治十年（一八七七）小豆郡医務取締の官命を受ける。明治十二年小豆郡淵崎赤穂屋（土庄町）で開業する。さらに、高松徴兵検査医官、県防疫官なども勤める。明治二十年頃、小豆郡に麦稈《ばっかん》（麦わら帽子、かごなどの材料になる）業を始め、この地から海外貿易の端を開いたことは注目に値する。また、郡内医師の講習や研修の場、医員集会所（淵崎小学校の前）を新築し、「共存同議舍」と名付け、小豆郡医師会長として医師会をリードした。多方面で大活躍したと言えよう。

明治三十五年、方斉は小豆島初の洋館の医院を建て、花相医院と命名した。蜻洲の雅号で俳句、漢詩、和歌を作り、また、邸内に花相庵を建てて吉備楽の琴曲、浄瑠璃、盆栽を楽しむ。昭和六年（一九三一）九月、八十五歳で没す。

花相医院（三木医院）は方斉の長男方直（内科医、昭和七年から三十五年まで香川県医師会員）が継ぐ。しかし、今は空家となり、方直先生のお孫さんが管理されていると聞く。

花相医院と二面村を訪ねる

今回、「花相医院が現存する」と冨田忠孝先生（内海病院名誉院長）から聞き、早速、小豆島に出かけた。土庄港から、地図を頼りに、車で五、六分後には土庄中央病院の近くの赤穂屋交差点に着く。その通りに面して、一、二階建の家屋が並び、その中に周辺とは趣の違う平屋造りの古い建物があり、花相医院と思われた。壁の下見板のペンキが剥がれて相当古い建物とわかり、玄関の両側に見られる四面の大きな窓や玄関の屋根の飾り付けなどから珍しい洋館として注目を集めたであろう。調べてみると、香川県で現存する洋館の医院では最も古いという。ちなみに同じ明治三十五年には映画「二十四の瞳」の「岬の分教場」として知られる旧苗羽小学校田蒲分校が建てられた。

二〇一四年、本医院は「とのしょうアート化計画」の

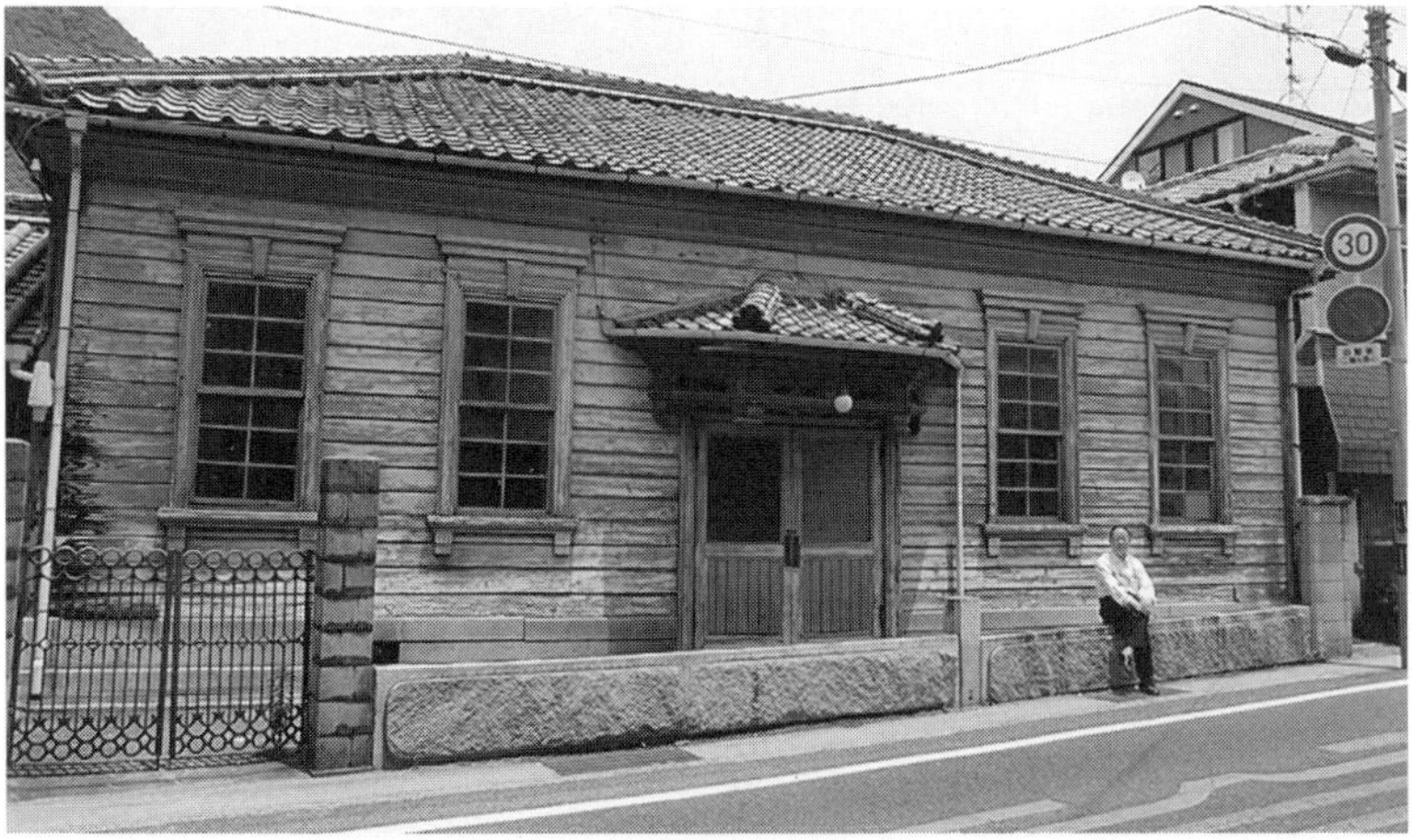

花相医院

会場として、いろいろな現代アートの作品とともに医療器具や医学書なども一緒に展示されたと聞く。しかし、これらが三木家に古くから伝わるものか、今後、調べてみたいと思う。

「良斉、方斉両先生の蔵書には緒方洪庵の「虎《こ》狼《ろ》痢《り》治《ち》準《じゅん》」（一八五八年刊）、宇田川榛斉の「和蘭内景　醫《い》範《はん》提《てい》稿《こう》」（一八〇五年刊）など沢山の古医書が含まれており、蔵書目録を編纂して散逸しないようにしたい」と佐々木礼三氏が昭和三十三年に熱く述べられている。

方斉の句碑が濤洋荘にあると聞き、そこも訪ねたが、廃業した大きなホテルが見られるものの「紫舟にそふて流るる霞かな」の句碑は見つからなかった。

次に、三木良斉、方斉の生まれ故郷の二面（池田町）を訪ねた。その集落は池田港を過ぎた三都半島にあり、海岸までは近いが特に特徴はない。そこの幹線道路脇に誓願寺という小豆島霊場三十一番札所が見えたので寄っ

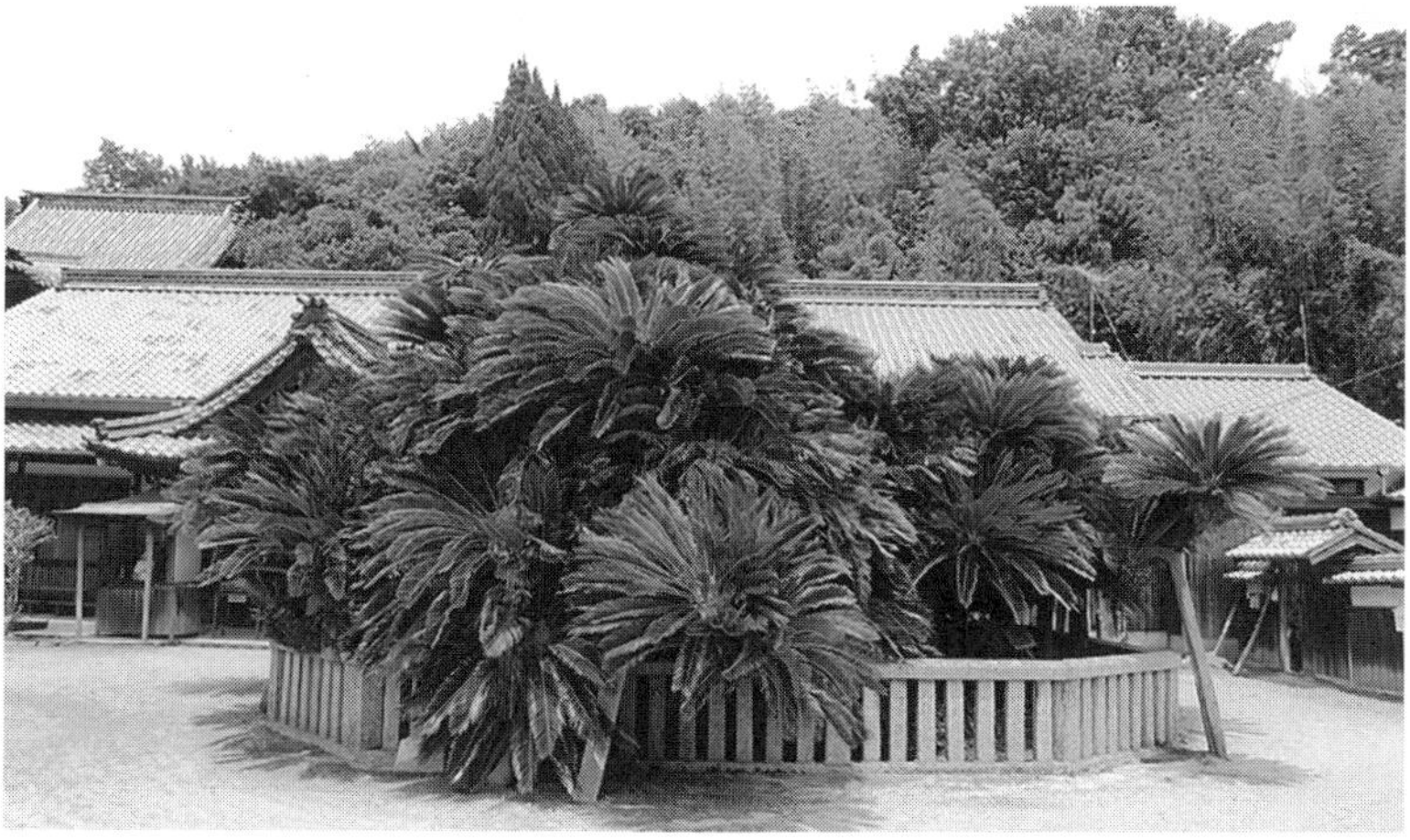

誓願寺の大蘇鉄

てみる。山門を入ると、蘇鉄の巨木があり驚く。樹齢千年といわれ、樹高七・五メートル、根元の回りは八・一メートルで、一本の苗から伸びたらしく、国指定天然記念物（一九二四年）である。良斉、方斉親子もこの札所に参拝し、この巨木を眺めたに違いないと思い、彼らと同じ眺めを私も共有出来た事に満足して、その札所を参拝し引き上げた。

二六、多度津南鴨村の塩山浅太と周辺の医家

元禄七年（一六九四）、第二代丸亀藩主京極高豊の庶長子高通《たかみち》（後に高澄）が多度津の初代藩主となる。五代目藩主高琢《たかてる》は天保五年（一八三四）から五年の歳月をかけ瀬戸内海屈指の良港を築造し、多度津は北前船の中継地となり、物流拠点として、また金毘羅参詣船の寄港地として大いに栄えた。

この多度津領は二郡六郷、二十か村で、これに新町も加わり、明治二十三年（一八九〇）、町村制施行により多度津町となる。南鴨村は丸亀市に隣接し、雨乞いの南鴨念仏踊（県指定無形民俗文化財）は、現在も南鴨の加茂（賀茂）神社に奉納される。

塩山家

塩山右門は渡辺佐仲という丸亀藩士であったが、元文元年（一七三六）に牢人となり塩山右門と改名する。丸亀藩医塩瀬玄庵の医師手形（免許の証明書）を持って、南鴨村で開業した。塩山衛士、老仙、玉梅とも称し風流を好み、詩文が達者だったという。右門の子慶造も、父と同じく丸亀藩医塩瀬玄庵に学び、本道医となる。文化元年（一八〇四）、多度津の外治医綾大哉と共にまとめた容躰書（容態書）がある。

塩山浅太は慶造の子で、天保六年（一八三五）に長崎に遊学する。その道中往来の許可と長崎逗留の申請書「奉願口上之覚」（表）を村役人へ提出している。

多度津における江戸後期の医師

西川道伯（利庵）は元禄十四年（一七〇一）に藩医、享保二年（一七一七）に御側医師に進み、享保七年没した。その子の源治は幼少で、養子の元正が跡をつぐが、享保十五年（一七三〇）に、また源治も元文二年（一七三七）没して、医業は絶えた。

村井宗休（一東）は宝永元年（一七〇四）に針医藤井槌庵の代理として御目見えし、針医として五人扶持、享保元年（一七一六）に御側医師、新地八十石を賜る。宗休の子東養、その養子の雲清も八十石の御側医師、次の養子の立廸は八十石の御前詰医師である。また、その養子の昌林も

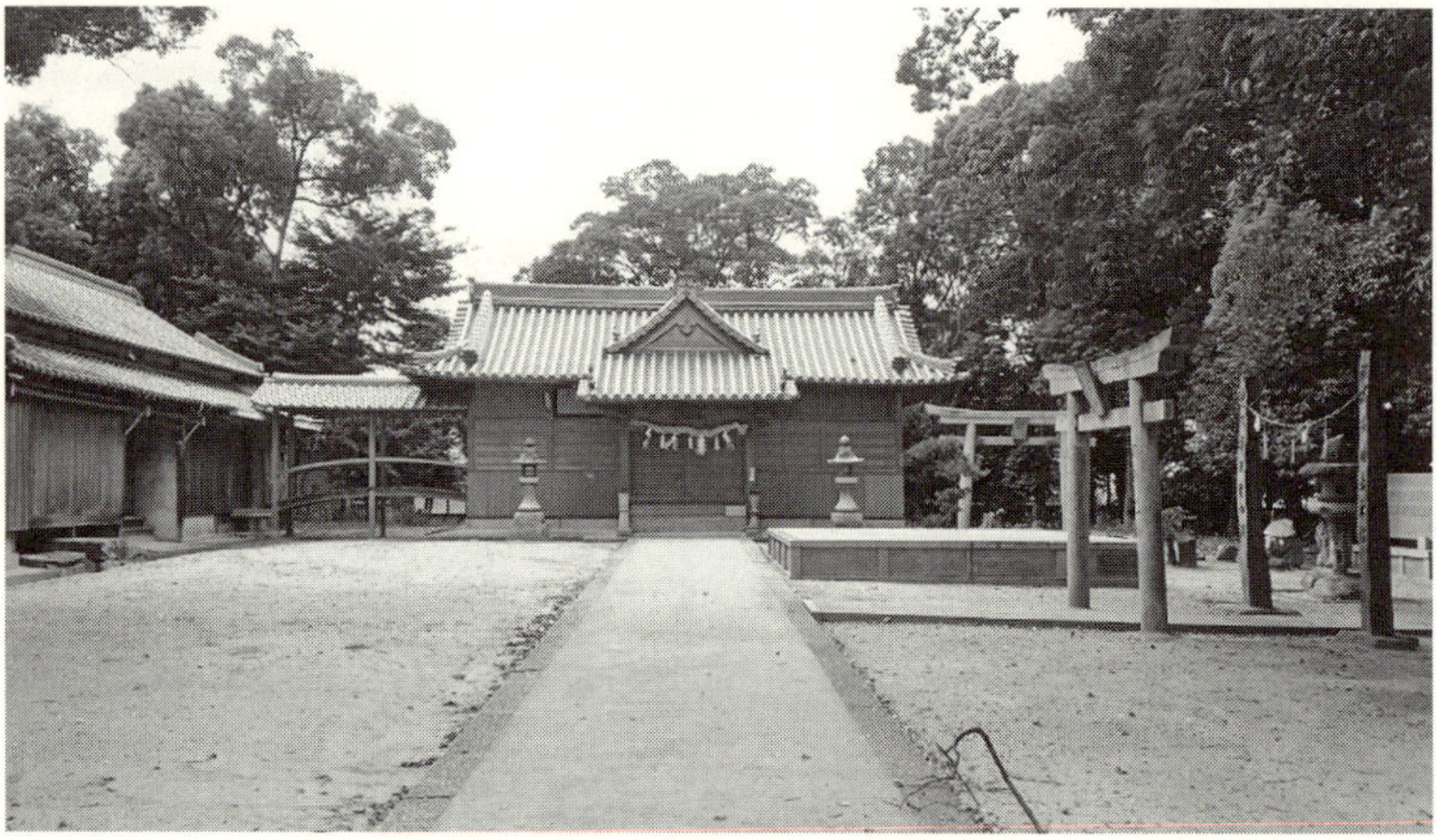

加茂神社

御側医師で明和七年（一七七一）に没し、昌林の子岩之丞は若死にした。

塩瀬玄得は塩瀬養院の弟で、元文二年（一七三七）に多度津藩医（五人扶持）、翌年江戸詰めの御前御次となり安永九年（一七八〇）没した。養子の梶常庵は玄得と改名し、御前御次詰御側小姓頭席となる。次いで玄得の家名を継いだ宮野謙三（中小姓格御次医師）は寛政二年（一七九〇）に塩瀬玄補と称し、寛政九年（一七九七）には十人扶持御側医師、さらに対玄と改名し、新地七十石を賜る。養子元岱は文政三年（一八二〇）、御側見付格となる。慶応元年（一八六五）、養子の恭安が跡を継いだ。

坂本三純は宝暦六年（一七五六）江戸で仕官し、多度津藩、二十人扶持御次詰となる。その子栄純（三純、隆齊）は御前医師で、享和二年（一八〇二）に病気のため、弟の元純を養子とする。元純は十五人扶持御次詰医師となり、文化十二年（一八一五）に引退し、養子の玄信（伝甫）が家督を継いで三人扶持御次医師となる。その養子の道仙は天保三年に御次医師、天保十年（一八三九）には御側医師を仰せつかる。道仙の子栄泊は八人扶持御次医師、弘化四年（一八四七）御前御次番となり、安

表　医者塩山浅太長崎医術修業文書

奉願口上之覚
私儀、此度長崎表江医術修行罷出奉存候付
奉恐入候得共道中往来之外二年程逗留仕度奉存候間、
御聞届被為仰付被下候様、此段奉願上候　以上
天保六年四月五日　塩山浅太　印
五人頭　喜右衛門殿
同　小平　殿
組頭　宗八　殿

政二年（一八五五）没す。その子良仙が明治二年（一八六九）、跡目を継ぐ。

近藤寿仙は過去帳によれば、元禄二年（一六八九）没とあり、近藤家は西白方村において古くから医を業とし、代々寿仙と称していた。明和八年（一七七一）、その子孫の近藤寿仙が多度津藩医（五人扶持）となる。その子の寿元は寛政八年（一七九六）に参勤の供をし、後に御側医師に進み、寿仙と改名する。跡継ぎの貞庵（宣三）も江戸勤番となり、天保八年（一八三七）没す。養子の需元は、金毘羅医師中村周庵の子泉　源吾で、寿山と改名する。病気で引退し、その子庄五郎は蘭順と改名して四人扶持中小姓格となり、文久二年（一八六二）没した。

辻　東益は京極左馬造《さまのみやっこ》（初代藩主高通《たかみち》の三男）や京極岩八（二代藩主高慶《たかよし》の六男）に仕え、寛延三年（一七五〇）に三人扶持を賜る。御前御次詰医師となり、寛政元年（一七八九）没す。玄端は東益の子で、後に東益、さらに養伯後に養玄と改名する。文化七年に没す。玄端の子龍益は良益、仲貞、東益と改名し、御側医師（七人扶持）を務め、天保十五年（一八四四）没した。跡目の玄益（純益）は御前御次御番医師で、明治二年、十人扶持となる。

伊藤貞玄は伊藤武右衛門の子貞元で、十人扶持の御側医師となり、貞玄、さらに宗順と改名する。文化十年（一八一三）没す。貞玄の子長順が跡を継ぎ、玄仙と改名し、御側医師（十五人扶持）を務める。その子玄昌は十五人扶持の御次医師となり、弘化三年（一八四六）には宗隆と改名し、嘉永二年には御側医師、後に御次医師に進む。明治二年（一八六九）没す。玄春は天保十四年（一八四三）

生まれで、父の跡を継ぎ、豊原村で開業する。

三谷立民は天正年間（一五七三〜一五九一）、白方村に移り住む三谷直次の子孫で、景信ともいい、京都で儒学・医学を学び、安永七年（一七七八）に多度津藩医となる。著書「子丑治療」を出版する。また、国学者の森　長見と親交があった。寛政十年（一七九八）七十三歳で没す。景凱（士元）は立民の子で、文化五年（一八〇八）、伊能忠敬の海岸測定に随行する。立民の甥簡翁は立民の養子となり、苗字帯刀御免の代官となる。簡翁の子簡融は文化元年生まれで、五人扶持御次医師で、名字帯刀を許される。簡融の娘婿簡能（天保五年（一八三四）生まれ）が跡を継ぐ。町医師として明治二十二年（一八八九）没した。

小川玄鵬は多度津、財田上ノ町の狐石翁、伯明ともいう町医師で、伊能忠敬の測量に随行する。文化七年（一八一〇）没した。養子玄亮（亮順）は天保十一年（一八四〇）、御中小姓格医師となる。嘉永三年（一八五〇）没す。玄同（鼎）は丸亀藩医太西樹徳の次子で、亮順の養子として家督を継ぐ。嘉永三年、五人扶持御次医師になり、後に有道と改名し、字を子容、研岳、橋堂と称した。玄同は天保三年（一八三二）に医則を書く。

「医学を学ぶには、まず本経、そして内経、難経、傷寒論を次々と読む。医学は基礎を深く学び、四種の経が一つとなり、古に準じて今を斟酌することが、重要である」と説く。明治三十五年、八十八歳で没した。玄同の子対玄は慶応四年、御次医師（五人扶持）になり、対玄の子、一爾は大阪で医学を修めた。

富山由章は安政二年（一八五五）に藩医（七人扶持）になり、六代藩主高典《たかまさ》の参勤のお供をして江戸に出府した。

綾　大哉は多度津堀町の町医師で、文化五年（一八〇八）、伊能忠敬の測量に随行する。「痛人容体控」（文化二年）を書く。天保六年（一八三五）、八十五歳で没す。大哉の子玄門は名医で逸話が多く、多度津元町に玄門屋敷という地名も残っている。弘化二年（一八四五）没した。

中西啓爾は内治（内科）で、文化・文政（一八一〇～二〇）頃、南鴨村で開業する。

若林圭庵は町医師で多度津西浜に住み、嘉永二年（一八四九）に没す。その子杏平は江戸末期より明治十五、六年頃まで西浜で開業していた。

以上、塩山浅太の長崎遊学と多度津における江戸期の医家を紹介した。この地域には多数の医師が在住し、それに関する多くの資料が残っており驚く。その系譜には藩医、町医師に分けて、また、藩医の格や御合力も詳しく記載してある。医師はしばしば改名を繰り返し、各家とも養子縁組が目立ち、その家系と格式を守っている様が見て取れる。

二七、有馬摂蔵　緒方洪庵門下の三蔵

有馬摂蔵（一八一七―一八四七）は寒河郡富田中村（さぬき市大川町富田中）に、文化十四年有馬衛門三郎の三男として生まれ、幼名を岩助という。摂蔵の生年没年に関しては疑問の点もあるが、ここでは佐々木礼三氏の言うように有馬家過去帳の記載に従った。

有馬家の祖は村上源氏で摂津三田の城主有馬則頼から出ている。今から約三百年前に富田に居ついた。富田はその昔から駅路に当たり、また、近隣の母の里、引田は港町で、船の出入りも多く、この辺りから江戸や大坂へ修業に出かける人々もいたに違いない。有馬家は代々大庄屋、政所をつとめ、一町四方の大邸宅を構え、その図面が現在も残っているという。藩主松平公がしばしば立ち寄ったと伝えられている。

摂蔵の幼少の頃の事は良くわからないが、才智にすぐれ、学を好み、また、高松藩の儒者について学んだらしい。有馬家は豊かで、三男の摂蔵は江戸に出て、坪井信道（宇田川玄真の弟子で当世西洋三医家）に学ぶ。医師を択んだのは、富田生まれの高松藩医六車謙蔵（一七三二―一八一八）や長崎遊学を終えて富田で開業した六車謙一（一七九三―一八七五）の影響もあろう。さらに、謙一の子、謙朔（一八三六―一九〇六）も後に長崎留学し当地で開業している。

その後、摂蔵は坪井信道の紹介で、天保十一年（一八四〇）、洪庵の適塾に入門した。その節の洪庵宛への紹介状が現存する。適塾の姓名録の記帳が始まったのは一八四四年正月からで、既に入門していた摂蔵はその一番目に記入している。摂蔵は緒方郁蔵に次いで洪庵門下の一番の先輩で、学問の良く出来た人だったという。緒方郁蔵（一八一四年、岡山生まれ）は旧姓を大戸と言い、洪庵とは坪井信道の蘭学塾で一緒だった。一八三八年、洪庵が大阪で適塾を開いたのを聞くと、入塾、塾頭となる。義兄弟の契りを結んで緒方姓を名乗り、「扶氏経験遺訓」を共訳し、また除痘館の事業にも良く協力した。三蔵のひとりである。

摂蔵は弘化元年（一八四四）から二年秋まで、ほぼ一年間長崎に遊学した。その頃、億川百記（洪庵の妻八重の父）は摂蔵を養子にしたいと洪庵に懇願する。百記は摂蔵を八重の妹の蔵富《そと》と結婚させ、億川家を継がす事を考えていたらしい。洪庵もまた、摂蔵の優れた才能を認めていたので、この縁組を前向きに考えた。摂蔵は気乗りがしなかったが、恩師洪庵の依頼であり、弘化三年四月に承諾する。これは洪庵から摂蔵の兄有馬辰三郎に宛てた弘化三年四月付けの手紙に見られる。

摂蔵は長崎遊学から帰る時、ゴールドシュミットの種痘術に関するオランダ語訳の原著（アムステルダム刊、一八〇二年）を上野常足（長崎の人、日本写真術の祖と言われる上野彦馬の父）から餞別として貰う。「牛痘の歴史概説、および天然痘根絶のための最も確実かつ最善の方法としての牛痘種痘」という長いタイトルで、当時注目され、珍重されていた牛痘や種痘に関するオランダ書である。

大阪に帰ると、摂蔵は直ぐ、本書の翻訳にとりかかり、億川家のある名塩に行く間もなかったらしい。この「牛痘新書」と題した訳書の一部は緒方郁蔵訳「散花綿囊」下巻の附録の中に収められ、適々齊蔵版として嘉永三年（一八五〇）出版され、「此編専係亡友有馬摂蔵所訳」と註がある。以上は億川摂三（八重の弟信哉の孫）の「緒方洪庵門下の三蔵（緒方郁蔵、有馬摂蔵、伊藤慎蔵）に就いて」（医譚第二号、昭和十三年五月）による。

悔やまれることに、摂蔵は所用のため京都に出かけ、一八四七年六月十二日に客死した。享年三十一歳であった。洪庵は愛する摂蔵を悼んで、「いとどなお光やそへむ夕顔の花にやどれる露も消えずば　章」と読み、加えて、大阪の天満にある龍海寺に「億川摂蔵墓」を建てたといわれているので、二〇一八年九月大阪に出かけた。洪庵、八重、その他緒方家累代の墓、さらに洪庵の師・中天游夫妻や緒方郁蔵夫妻の墓はあったが、摂蔵の墓は見つけることができなかった（写真）。

また、西宮市名塩にある億川百記の墓碑には億川百翁（百記）を中心に、右側に摂蔵、左側に大助（八重の弟）、じゆ（百記の妻）と四人の名が刻まれているという。一方、摂蔵の郷里

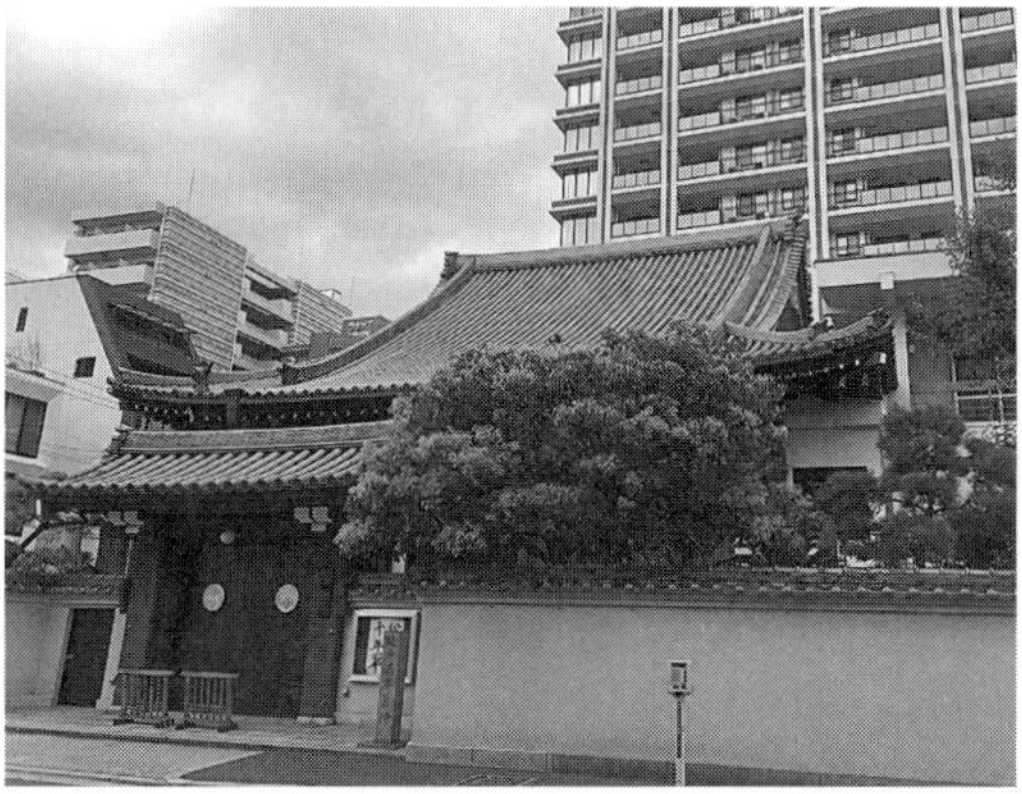

大阪の龍海寺

の富田には有馬家の建てた「緒方摂蔵之墓」がある。「緒方姓」になっているのは、有馬家では摂蔵を緒方家の養子に出したと思っていたからに違いない。実際、有馬家の過去帳には「摂蔵此者大坂医師緒方洪庵へ養子ナル」とある。何れにせよ、将来を大いに嘱望された摂蔵の死は惜みても余りあるものがあったに違いない。

億川百記（一七八八―一八六四）は名塩《なじお》（藩札や金箔を伸ばす箔打紙として有名な名塩和紙の産地）で代々紙すき業に携わっていた。勉強が好きではじめ米谷村（宝塚）で学び、その後、大坂の中天游（大槻玄沢らに師事した蘭方医）に師事し、ここに緒方洪庵が入門してきた。

洪庵の人柄を大変気に入っていた百記は後に洪庵が長崎遊学する際（一八三六年二月～一八三八年一月）に開業していた名塩に頼母子講を作って援助した。後の一八三八年七月、娘の八重を洪庵に嫁がせる。また百記らが奔走し、この小さな山村に蘭学塾が出来、伊藤慎蔵（適塾の塾頭で、三蔵のひとり）が主宰をつとめ、多い時には塾生が百名にも達したという。現在、名塩の旧億川百記邸跡のある通りは「蘭学通り」と呼ばれ、また、そこには八重の胸像が建ち、「蘭学の泉ここに沸き出づ」と書かれている。

緒方洪庵（一八一〇―一八六三）は名は章、字は公載、足守藩士佐伯惟因の末っ子として備中足守（岡山市足守）に生まれる。体が弱く、医を志す。十五歳の時、父に従い大坂に出て藩邸に住み、一八二六年大坂の中天游に学ぶ。この時から緒方三平と名乗る。一八三一年、蘭学修業のため江戸へ出て、坪井信道の深川の蘭学塾に入る。

一八三五年、師の中天游が没し、師の塾の教授となる。一八三六年　長崎に遊学。一八三八年、二十九歳の時、長崎修業を終え、大坂瓦町において医業の傍ら家塾（適塾）を興し、子弟を教育する。

同年七月、洪庵は億川百記の娘八重と結婚する。

適塾の評判は日に日に高まり、その後二十五年間で、そこで薫陶を受けた門下生は千人を越える。

文久二年（一八六三）、幕命により江戸に赴き、侍医法眼に叙され、西洋医学所の頭取となる。

翌年、突然喀血して、享年五十四歳、永眠する。遺骸は江戸駒込の高林寺に、遺髪は大阪天満の龍海寺に葬られた。

以上、洪庵門下の三蔵のひとりといわれた有馬摂蔵の志半ばに倒れた一生について述べた。

二八、百相村《もまいむら》の中条貫作、横山良平、尾形松斎

百相は高松市仏生山町の旧村名で、明治二十三年の町村制施行で香川郡百相村となる。さらに、明治三十一年、隣接の多肥村の一部を編入し町制を敷き、法然寺の山号を用いて香川郡仏生山町と改称する。昭和三十一年には、近隣町村と共に高松市に編入し、現在に至る。

初代高松藩主松平頼重が満濃町にあった法然ゆかりの生福寺の衰微を惜しみ、寛文八年（一六六九）、現在地に移し、伽藍を新たに作り、仏生山法然寺と名付け、松平家の菩提寺とした。その後、高松の城下から法然寺山門までの仏生山街道が整備され、朱印地として人々の賑わう門前町となる。約一キロメートルにも及ぶ商家が並び、今でも当時の繁栄振りが伺える。

今回、久し振りに法然寺を訪れ、当時の人々を偲んだ。次いで、近くの百相神社（現船山神社）にも参拝した。この氏神様に

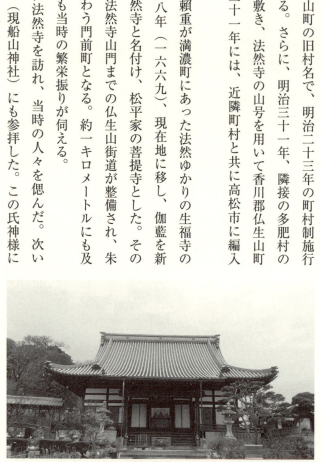

法然寺本堂

は昭和三十五年（一九六〇）に県の天然記念物に指定された四方に大枝を出した見事な楠の御神木があり、幹の根元は約十三メートル、地上一・五メートルのところで十メートル以上という。その前でスナップ写真を撮らせてもらう。

なお、我が国では昭和も中頃までは無医村が多かった。しかし、仏生山は江戸時代から医業は充実しており、明治十二年の記録によると、以下に述べるように七名の医師の名前が記載されている。

百相村　三〇〇番邸　由良元良
百相村　九六四番邸　向元瞰
百相村　九七五番邸　小西流達
百相村　六九三番邸　坂東黙平
百相村　五一二番邸　尾形松蕃
出作村　一一五　中条貫作
出作村　横井良平

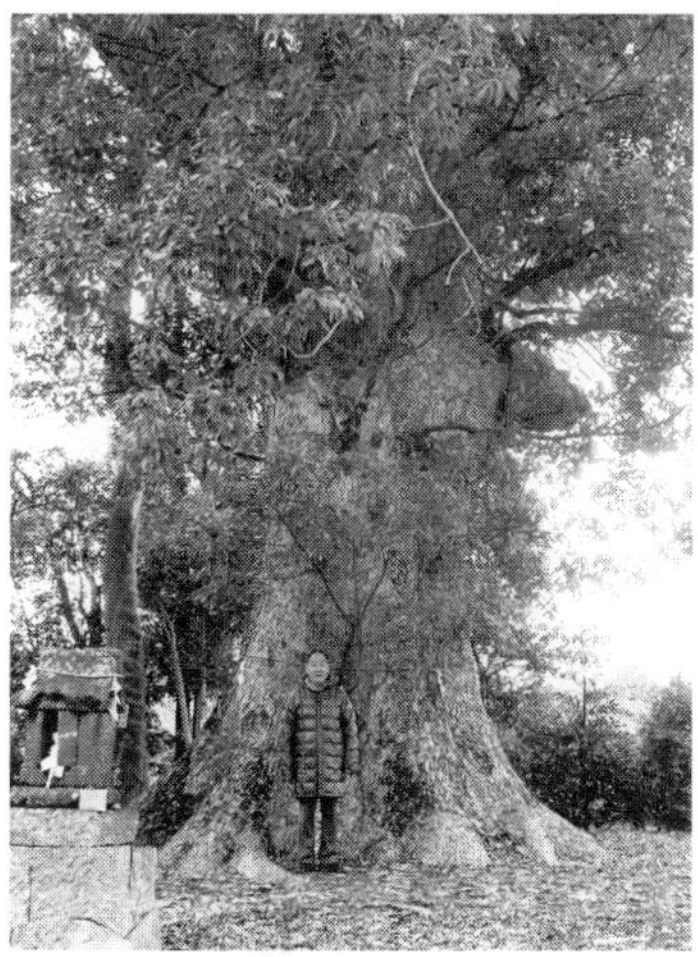

船山神社の大楠

ただ、当地の医師の長崎遊学は江戸後期になってから始まり、讃岐の他の地区、例えば古高松の久保家、和田浜の合田家の江戸中期に比べて、遥かに遅いことに気づく。

中条貫作（一八一九―一八七七）は文政二年、医師の中条世民の二男として香川郡百相村（高松市仏生山町）で生まれる。若くして京都並びに大坂で学び、後に長崎に遊学し、漢方と蘭方の両医学を修めた。帰国して、父の家業を継ぐ。

横山良平（一八一九―一八九三）は奇しくも中条貫作と同じく、香川郡百相村に文政二年生まれた。医学を志して長崎に遊学する。彼の地で、長崎の女性と結婚し、後に仏生山で開業する。その宅地跡は広大で、今も残っているという。明治二十六年、七十五歳で没した。子がなく長崎の妻の里から養子をとっていたが、良平の死後、明治三十三年、長崎に転籍した。

尾形松斎（一八五三―一九〇五）は香川郡安原村（高松市塩江町）に尾形磯吉の三男として生まれる。通称、松斎で、号を宗舜《そうしゅん》という。若くして医者を志し、長崎に遊学して西洋医学を学ぶ。帰国して、百相村に開業し、診療を乞う者が跡を絶たなかった。なお、明治二十五年発行の讃岐長者番付の幕下の所に松斎の名が記載されているという。明治三十八年、五十三歳で没した。

松斎は後に述べるように、陶器の会社を興し、また書物を著すなど多趣味で活動的な人だった。交流関係は広く、その一端は小豆島の中桐絢海の「観楓紀行」（中桐絢海編輯、上野松龍社発行、明治三十年四月）にも記載されているが、ここでは省略する。絢海（一八五〇―一九〇五）は小豆島の人で、高松の柏原謙好の門に入り、医学を学ぶ。明治に入り伯父謙益の博済病院の副院長となり、また、明治九年、高松病院一等直医をつとめた。明治二十五年、郷里の小豆郡医会の会頭となる。

尾形松斎の宗舜焼と伊呂波歌

松斎は陶器に興味を持ち、阿野郡端岡村（高松市国分寺町）において、讃岐各地の土を使って茶碗、片口、杯、花瓶などを造る。異なった焼成色の粘土を木目のような縞模様に練り合わせて素地を造り、それを焼き上げて、あたかも木目のような形状を呈するいわゆる木目焼で、世間ではこれを宗舜焼（宗舜は彼の別号）と呼んだ。後に、松斎は端岡村において、陶器関係の事業を始めたようで、事業家でもあったらしい。

また「以呂波附　童蒙教草」という著書を明治十九年七月、出版した。子供用のいろは歌留多と思われ、ここに記載しておく。

い‥命惜《おしみ》の命しらず　　に‥人間僅《わず》かに五十年
ろ‥老少不常　　ほ‥佛は無量阿僧祇劫《あそうぎこう》
は‥はかなきは電光朝露《ちょうろ》　　へ‥片時《へんじ》も急ぐが後生の大事

と：時は末法濁世界
ち：智識に逢《あ》いて聞《きく》が肝要
り：理屈驕慢は悟《さとり》の邪魔
ぬ：ぬき難きは煩悩の根
る：流転輪廻は闇から闇
を：落行くさきは地獄
わ：我機《わがき》を嘆くな
か：開悟《かいご》の出来ぬは凡夫
よ：余所《よそ》を見捨て
た：他力悲願に任せよ
れ：憐愍《れんみん》深きは弥陀如来
そ：即得往生
つ：罪も障《さわり》も一時に消滅
ね：念佛は報謝行
な：南無阿弥陀佛を念ずべし
ら：来世は極楽

む：無明《むみょう》を照《てら》すが弥陀の光明
う：有漏《うろ》の穢身《えしん》は変わらぬ
ゐ：息きれ次第得涅槃
の：能発喜愛心
お：往還の廻向《えこう》あり
く：功徳は行者の身にあり
や：柔軟《やわらぐ》が佛智《ふち》の不思議
ま：真心になるが誠
け：権利通義は人の稟賦《もちまい》
ふ：父母に孝行
こ：子や孫は教えが大事
え：得て貴きは天爵《しゃく》
て：天理人道を守れ
あ：悪心はなき筈《はず》
さ：ざんげを先にたてよ
き：君に仕えて忠勤

ゆ‥遊惰《ゆうだ》安逸は恥の元
め‥名利を貪《むさぼる》は邪見《じゃけん》
み‥身を粉にしても恩を報せよ
し‥四海皆兄弟《けいてい》
ゑ‥依故《えこ》の心は愛憎《あいそ》の元

ひ‥七情の気は誰も対《つい》
も‥聞信《もんしん》一念が当流の一途《いちず》
せ‥撰釋《せんしゃく》本願は信すべし
す‥末の世永續《ながくつづ》く眞宗

以上、江戸後期に長崎遊学し、百相村で開業した三名の医師と活動の一端を紹介した。

二九、蘭医ポンペに学ぶ三好晋造と黒田程造

三好家は清和源氏で信濃小笠原から出た阿波三好の子孫とされ、江戸時代の初めに綾歌郡陶村大原（綾歌郡陶）に移り、三好姓を名乗る。その三代目三好喜右衛門（桐左衛門、官兵衛、一七二四―一八〇五）は平賀源内に「大学」の素読を教えたという。

源内は十三歳の頃、陶村にある親戚の松岡家に預けられ、その親戚の三好家の官兵衛からいろいろ影響を受けたらしい。官兵衛に連れられて、野山に珍しい草木や薬草を探し回り、さらに、陶器作りを手伝ったりしたことは、後に、源内の本草学研究や陶器作りの基礎になったであろう。なお、三代目三好喜右衛門（官兵衛）と源内は年齢差が余りなく、大学等を講義したのは二代目喜右衛門ではないかと言う説もある。

この度、官兵衛の住んでいた陶村大原《おばら》に出かけ、陶公民館において松岡家や三好家のことを尋ねた。松岡家は陶小学校の近くの旧琴平街道沿いにあり、そこから大変なだらかで美しい山が見られる。これは陶富士といわれる十瓶山《とかめやま》（写真）と後でわかった。次いで、三好官兵衛の旧屋敷やその近くの小原《おばら》焼の破片が出たという窯跡も訪ねた。この場所からも大変美しい山並が見え、この馬の鞍に似た山は鞍掛山で、ここの石が小原焼の原料という。この様な美しい山々、そして静かな環境は三好

家の代々の人々や、源内を大きく成長させたに違いない。

源内は後年、江戸において全国物産会を開催する。その物産取次所として讃岐陶村の三好喜右衛門（官兵衛）を挙げているが、これは彼に恩義を感じ、その名を全国に知らしめようとしたのであろう。

官兵衛は陶村大原に生まれ、漢学に造詣が深く、李時珍の「本草綱目」（一五七八年刊、一八五二種の金石、草、穀、菜、果、木、虫などについて産地、形態、薬効、などを解析）を熱心に学んだらしい。後に官兵衛は我が国の各地を回り、珍しい草木、金石などを採取して、薬効の研究を広くおこない、医療にも応用したという。江戸中期の本草学者木内石亭（一七二五―一八一八、奇石収集家）の著書に福岡官兵衛（一時、官兵衛は福岡姓を名乗る）の名前があり、官兵衛は本草家として広く知られて

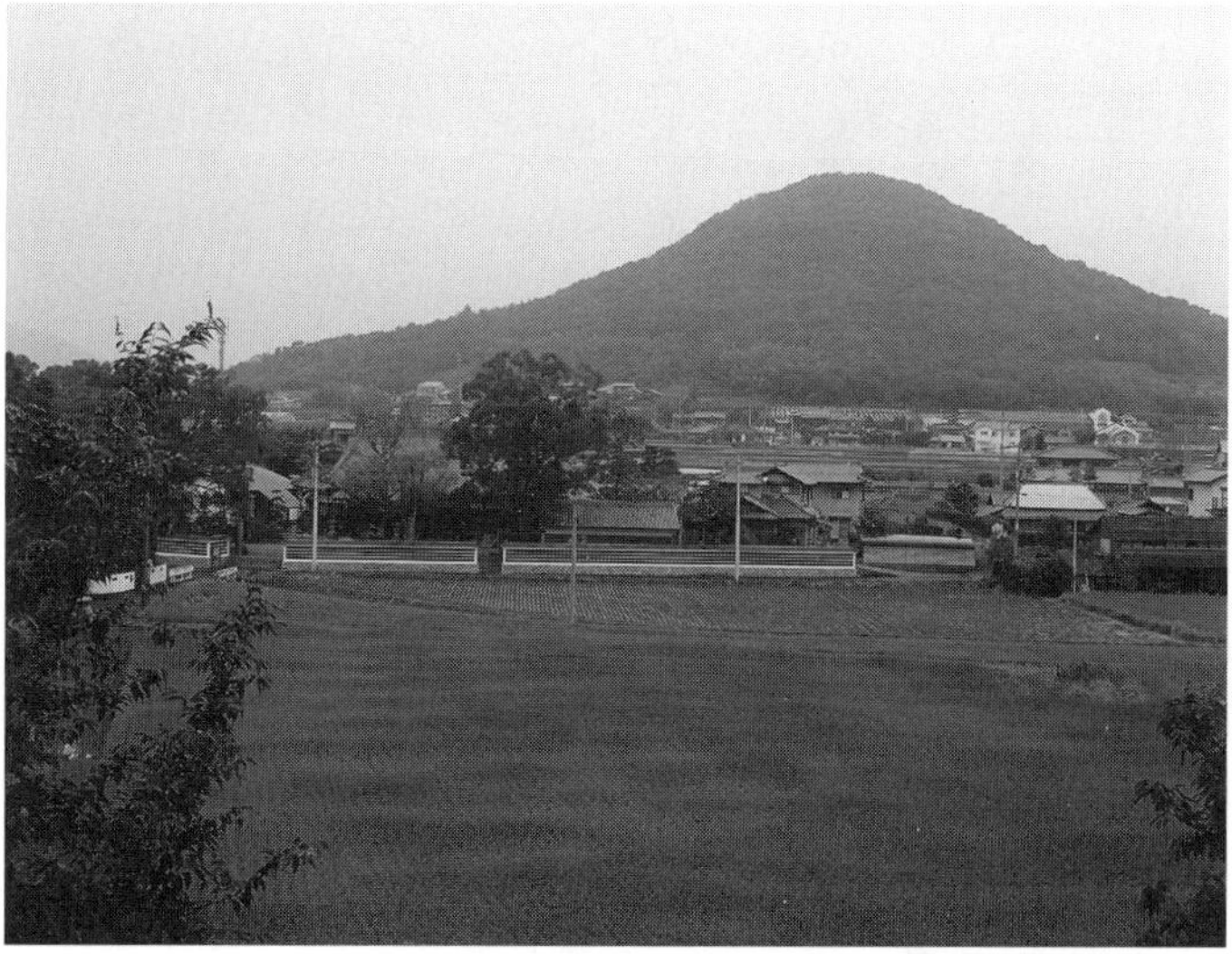

旧こんぴら街道より十瓶山をのぞむ（綾川町陶）

いたことが分かる。また、農地の開墾、池の改修など行い、土地の人々から、大原隠居と呼ばれたらしい。さらに、官兵衛は緑青鉄砂を釉薬にした陶器（小原焼）を考案した。

官兵衛には弟の孫太夫がおり、その子嘉代八の孫が長崎遊学した三好晋造である。

三好晋造（一八二九―一八七七）は二代目三好嘉代八の次男で陶村大原に生まれ、幼名を浚明、長じて京之丞、改め晋造と言う。明治になって晋道と改名する。万延元年（一八六〇）、三十二歳の時長崎に遊学し、ここではポンペに学ぶ。ポンペ入門録の中に三十六番目に晋造の名前が記載されている。

ポンペ（一八二九―一九〇八）はオランダ海軍軍医で、一八五七年、長崎海軍伝習所の医学教師として来日する。一八六一年、幕府に要請して、西洋式病院長崎養生所を設立し、五年の任期中に一五〇名の日本人学生にオランダ医学を教えた。

晋造は長崎遊学後、一八六二年、大坂に出て緒方洪庵の適塾で学び、特に種痘法を究める。帰国後はその種痘を広めて、玄中先生と呼ばれ慕われた。いろいろな逸話が残っており、種痘を勧めたが受けず、天然痘に罹りあばたが残り、悲しんだ娘の話なども伝えられている。

後に、晋造は高松藩医となり、高松市御坊町に移り、維新後はそこで開業する。明治十年に没した。なお、晋造の孫三好正春氏は昭和二十二年、医療団高松病院や香川県立中央病院産婦人科等に勤務して、後に木田郡三木町で開業した。

過日、高松市歴史資料館において、加藤増夫氏（郷土史家）の随筆、「讃岐人過去帳　ポンペと三好晋造」（昭和三十四年三月八日（日）四国新聞）を読む機会があった。その記事には先ず、三好晋造の生涯が簡単に述べられ、晋造がポンペから貰って帰ったと伝承される「伝朋百（ポンペ）の皿」の写真が掲載されている。綾南町陶字中原在住の福家親栄氏が秘蔵する品で、親栄氏の父親が晋造より貰ったという。「一枚は直径二六・五センチ、赤い花と緑の葉をつらねたデザインで皿のふちは赤線で輪郭がいれてある。皿の裏にＤＡＭＳの銘款を認めた」、「ナイフの傷こそついているが、簡素な図柄で、美しい皿だったから、カメラに収めて帰ったのがこの写真である」、「もう一枚はあまりよくない西洋の図柄であった」と加藤氏は述べている。一度、現物を拝見したいと思う。

黒田程蔵（一八三九─一八九九）は香川郡安原村（高松市塩江町）に津島二造の長男として生まれ、後に同郷の一宮村（高松市）の黒田家の養子となった。三好晋造と同じように長崎に遊学し、蘭医ポンペに西洋医学を学ぶ。ポンペ入門録には程蔵の名前は三十五番目にある。

学なって帰国し、高松藩が明治初年に医学寮を開設すると、助教に任命された。程蔵の長崎で学んだ西洋医学と彼の学力が評価されたのであろう。その後、一宮村で開業し、医業は評判となり多くの患者が訪れた。同時に塾を開いて、子弟の教育に力を注いでいたが、コレラに罹り、死亡した。

三〇、羽床《はゆか》村の秦象朔と周辺の医家

羽床は香川県のほぼ中央部、綾歌郡綾南町（現・綾川町）にあり、早くから人々が住み、縄文式や弥生式の遺物が出土し、また、大和朝廷の頃から七世紀にかけての古墳が六十基も羽床地区を中心に残っているという。農業の歴史も古く、町内には約八百もの溜池があり、これは香川県全体の約五％の数である。昭和二十九年、羽床、昭和、陶、滝宮の四つの村が合併し、綾南町となる。讃岐国司菅原道真ゆかりの滝宮天満宮、滝宮神社、そのゆかりの神社もこの地には多い。

讃岐にはおむすび山が多く見られる。その美しい山は特に讃岐七富士と呼ばれ、綾川町には堤山《つつまやま》（羽床富士）と高鉢山（綾上富士）があり、珍しい地域と言えよう。また、綾川町と丸亀市、まんのう町の境にまた

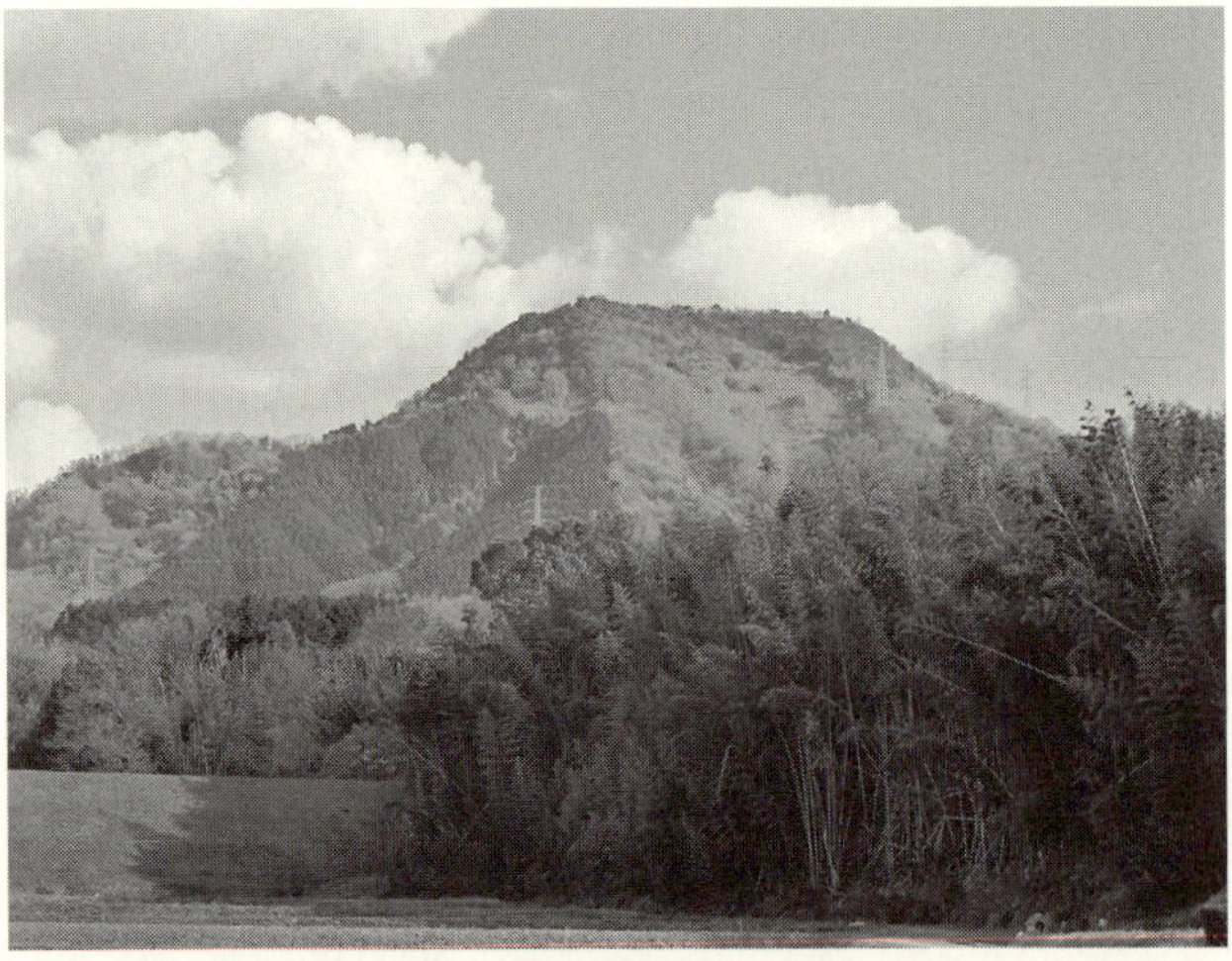

大高見峰

がって標高五〇四メートルの威容を誇る大高見峰《おおたかみみね》があり、古くは鷹峰とよばれてきたが、鎌倉時代から室町時代にかけて、修験道山岳信仰の霊山となり、行者集団の統括者大高見坊天狗の名が山の名称になったらしい。その頂上には高見峰神社もあり、地元では〃たかんぼさん〃とよばれている。

秦　象朔（一八三三―一九〇三）の秦という姓は讃岐には多いが、秦氏の本居は京都の太秦で、その氏人は全国に分布している。その中でも讃岐は太秦に次ぐ秦氏の拠点という。「日本書紀」の記載によれば、秦氏の祖先は秦の始皇帝の後裔と称する弓月君で、応神天皇の頃に来朝し、養蚕、機織りで朝廷に仕えたらしい。

象朔は天保四年、綾歌郡羽床下大林に秦　綾造の長男として生まれ、幼名を五朗、その後、右之助、昌平拙哉と改名する。九歳の時、大坂の漢学塾で学び、さらに、京都において医学を修める。嘉永六年（一八五四）、長崎に遊学し、普化《ふけ》宗の管長土岐古木の紹介により、オランダ医学を学ぶ。普化宗は中国唐の禅僧普化を開祖とする禅宗の一派で、その徒を虚無僧といい、尺八を吹いて諸国を巡行する。

帰郷後、象朔は開業するが、後に塩飽佐柳島《さなぎじま》（仲多度郡多度津町にある島で、古くは塩飽人名の島の一つ）に移り、文久三年（一八六三）に佐柳島の幕府勤番所に勤める。讃岐塩飽諸島の成員権を持つ人名に選ばれたのであろうか。人名（御用船方）は大名、小名に対する第三の領主で、塩飽船方六五〇人の名主を人名と称し、秀吉の時代からはその船方に塩飽の領地を自治領として与えた。なお、人名の中から四人の年寄が交代勤務し、全島の政務を司る。

象朔は維新の頃は琴平の土州（土佐の国）鎮撫所に勤めていた。鎮撫使は明治維新の際にも置かれ、治安の維持や国司や郡司などを任務とした臨時の官をいう。医業以外にもいろいろな貢献をしていることが分かる。任務を終えた後は、琴平町で開業し、明治三十五年、六十九歳で没した。

羽床地区

山本謙蔵（一八〇一―一八八三）は羽床の医師山本自体の長男として生まれる。漢学を学んだ後に、二十歳頃、京都や大坂に出て、苦学して医術を学ぶ。帰郷して父の医業を継ぐ。人望のある医師として活躍し、同時に、嘉永四年（一八五一）から幕末にかけて十数年間、阿野郡南（綾歌郡）の二十二か所の村に村役人を通して相当量の薬を提供した。また、維新の際には、当地の総代の一員として働く。また、父自体と共に寺子屋を開き、子弟の教育に当たる。長命で、明治十六年、八十二歳で没した。

滝宮地区

大林春益、大林道益、斎藤四方平、安藤道男らが確認される。

大林春益（一八一三―一八六五）は鍋島道生の次男として国分寺町新名に生まれる。鍋島家は上笠居村（高松市鬼無町）から国分寺町へ分家してきた。父道生は号を酒川と言い、産科の名医で、また、書が上手かったという。父の医業を継ぐ春益も滝宮横町でたいへん栄える。文久四年、帯刀が許された。慶応元年、五十二歳で没した。

大林道益（一八三四―一九二八）は春益の嗣子で、「どうえき」とは発音せずに「どえき」さんと、呼ばれた。綾南町の最後の漢方医と伝えられている。

斎藤四方平（一八四八―一九一〇）は斎藤良順の長男で、中年になって、羽床の秦　象朔に医術を学ぶ。後に、鴻の巣（旧綾南町役場付近）で開業する。

陶地区

牧野又八、福家　環、三好周蔵、三好杏坪、三好璋坪、三好晋造らが知られている。

福家　巌（一八六八―一九二九）は福家　環の長男として、陶新開に生まれる。府立大阪医学校〈現大阪大学〉を卒業して、父環の後を受け継ぐ。この病院は祖父の福家玄敬が天保七年（一八三六）に創業した。明治二十六年、総合病院を目指し、共立滝宮病院をつくった。昭和十九年、滝宮病院（香川県厚生農業協同組合連合会滝宮総合病院）に引き継がれる。

昭和地区

小田曾益（一八二一—一八八六）は小田与八郎の子として千疋上千疋に生まれる。天保十一年（一八四〇）から四年間高松の久保久安について医術を学ぶ。曾益は弘化元年（一八四四）、昭和村（綾歌郡綾南町）で開業し、馬に乗って往診していたという。明治十九年に没した。

以上、綾南町の江戸期の医師の活躍について述べた。綾南町の羽床の多くの人々は「堤山《つつまやま》の見えないところには住む気がせん」と言うらしい。そこで、今回、羽床に出かけて、江戸期の医師らを偲び、その堤山《つつまやま》と大高見峰を写真におさめた。

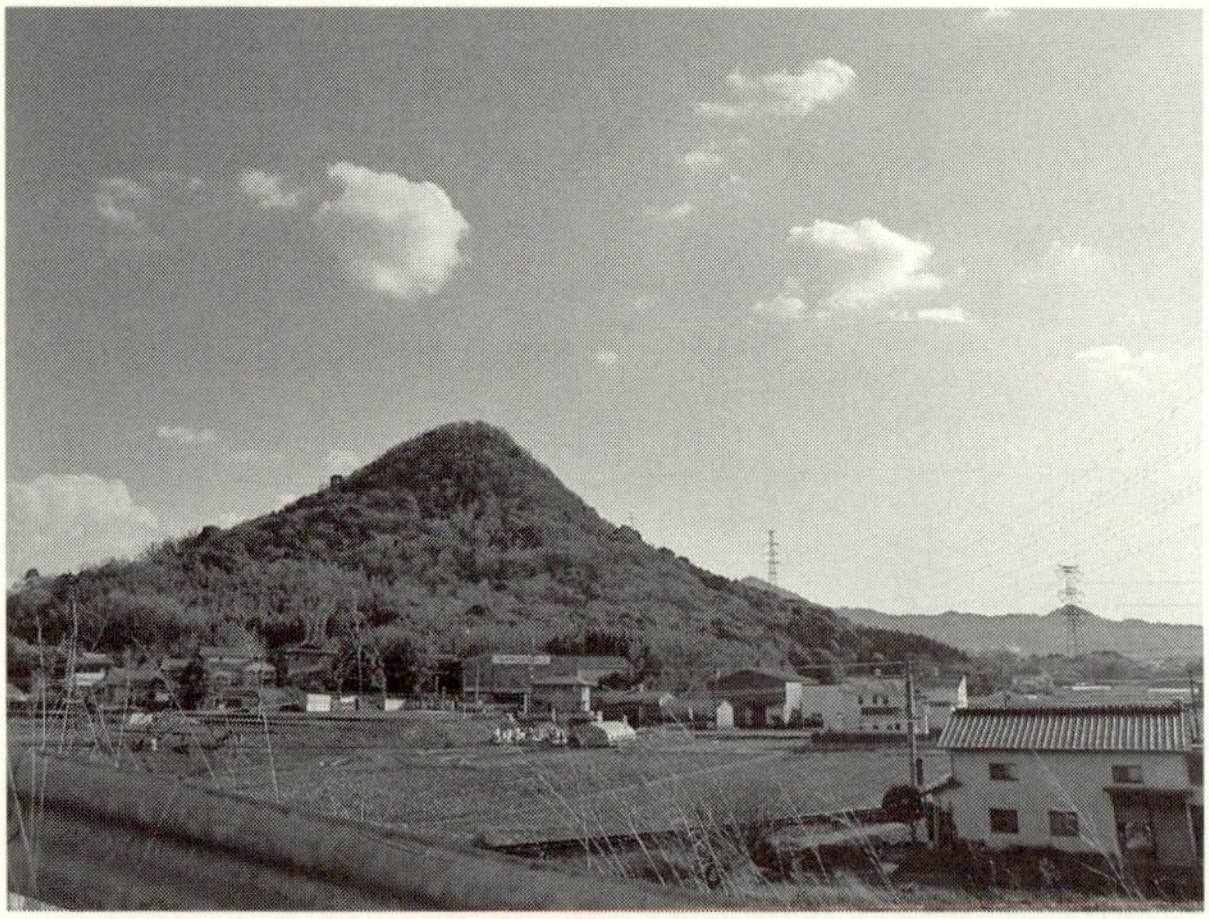

堤山

三一、讃岐の近代化に貢献した高坂柳軒

高坂家の先祖は、長野県松代町豊栄明寺の同家の位牌から検索すると、僧侶高坂弾正信明（一五六八年没）とされる。その一統の高坂弾正昌信（一五七八年没）は武田家の家臣をつとめ、その後裔が再び僧侶となり讃岐に移住したらしい。

高坂柳益（一七九八―一八八九）は高坂柳軒の父で、讃岐の阿野郡《あやぐん》南山田村（綾歌郡綾川町）において医を業とする。嫡子柳軒が高松亀井町に住居を持つと、同居し、明治二十二年（一八八九）に没した。

高坂柳軒（一八四四―一九一九）は弘化元年、阿野郡南山田村に生まれる。初めは名を柳助、後に柳軒と言い、信之と称したこともある。十二歳前後と思われるが、高松に出て、柏原謙好の門に入り、ここで初歩的な学問を学ぶ。

謙好に学んだ後、柳軒は長崎に遊学し、五年間にわたり長崎精得館に於いてボードウインに就いて学ぶ。働いて、学資を得ながら勉強したらしい。この間、慶応三年（一八六七）には高松藩より英蘭学、万国地理学の修業という名目で三人扶持を与えられ、帯刀を許される。

しかし、慶応四年九月、改元し明治となり、この動乱に柳軒は早々に長崎を引き上げる。その際、

同年四月、高松藩に嘆願書を出しているのでその一部を記す。

「国家の形勢が悪いから帰国せよとの命で帰って来た。昨年まで五か年間医術修業に専心し、昨年仰せつかった地理学は何も勉強していないから、是非再遊させてほしい。なお、お手当が少ないから、他藩の書生並みに月八両いただきたい」とある。思うに、柳軒は言うべきことははっきりと言える人物だったといえよう。

慶応四年九月、柳軒は表医師に任用され、奥州（陸奥）出兵の付属医として出船を命ぜられた。

この奥州出兵の参謀は藤川三渓（一八一六—一八八九）である。慶応四年四月、朝廷は左大臣九条道孝を奥羽鎮撫総監、沢為量を副総監として奥羽に派遣、征討に当たらせ、三渓は奥羽鎮撫府軍役を仰せつかった。なお、奥州出兵は四月より十二月にわたった。三渓は山田郡三谷村（高松市三谷町）出身で長崎に遊学し、我が国の水産界の先覚者として名を馳せ、また、屋島の長崎ノ鼻に砲台を築いた。

明治三年秋より、柳軒は藩命で医術修業のため大学東校（東京大学医学部の前身）に入学する。これはおそらく先に提出した高松藩への嘆願書、つまり長崎で地理学を学びたいという再遊学願いが認められたものであろう。

明治二年六月、東京の昌平黌すなわち開成所が大学南校に、十二月には病院として医学所を併合し大学東校となり、学生教育が行われた。

明治四年、大学東校は校制を改めて、洋学の教師による試査の及第者のみ入舎とした。柳軒はここでも、無事合格し、よほど秀才であったに違いない。しかし、この時、既に二十八歳で、さらに五年間の学生生活は高齢の父を持ち、経済的な理由からも無理と思われるので、大学東校旧制一年の在学で退学した。そして、阪府病院（大阪大学）において学びたいと明治四年十月に藩の生徒掛に願い出て、しばらく修業して高松に帰国した。

香川県初の医学校の創立に貢献

明治四年、廃藩置県によって讃岐は高松県となり、明治四年十一月、県は長尾益吉に経営困難となった仮医学所の経営を命じる。益吉は佐倉順天堂において五年間医術を学んで帰国したところであった。同十二月には高松県が香川県（第一次）となり、明治五年二月に県は益吉を「香川県医学校」教授に、柳軒を助教授にする。

明治五年五月、県は講堂館、医学寮などを廃止して、松平左近（金岳、第十代藩主頼胤の兄）が住んでいた亀阜荘《かめおかそう》の一角を借用して県学亀阜学校を設け、仮医学所も統合した。また、柳軒は同五年九月には医学一等試補となり、益吉、柳軒はこの県学亀阜学校における仮病院の創立に関わった。

これが香川初の県立医学校で、益吉は院長となる。また、柳軒の師、柏原謙益が香川県医学一等試補を勤めており、柳軒は師と共に医学校設立に奔走したに違いない。

益吉は翌六年五月に、大学東校卒業の内田抱一を院長として招聘し、病院は「共立病院」（後に公立高松病院と改名）と呼ばれる。その頃の共立病院の病院報告書を見ると、医員十人（内、教授一名、上級助教二名、中級助教二名、下級助教五名）と通学医学生五十四名がいた。基礎医学の実力をつけて、臨床を学ぶと言うシステムが確立されたようだ。

なお、柳軒は自ら院生を熱心に教育し、また、学校に書籍、機械器具、金子などを幾度も寄付し、褒詞、木盃等を受けている。柳軒が明治二十九年に記した履歴明細表とともにたくさんの任命書、賞状などが大阪布施市の孫信之氏の所に残されていると佐々木氏がいう。いろいろな社会貢献をした人物として評価されている。

医務取締並びに徴兵検査医を拝命

明治七年十月には医務取締役を仰せつかる。医師、薬輔、家畜医などの医務を取締り、衣食住の衛生、流行病の届け出などが主な仕事で、現在の保健所長の様な役目と思われ、当地の優れた医師がつとめたようだ。

明治九年三月、徴兵検査二等傭医を申し付けられる。兵役の適否を身体、身上にわたって検査する医師で、当時はやはり有能な医師の仕事といえよう。

明治九年八月、病気という理由で公立高松病院を依願退職する。この頃は香川県が名東《みょうとう》県、愛媛県と変遷し、県政の不安定な時期で、香川県医学校の経営が難しい時期でもあった。

その後、医業のかたわら、明治十七年七月、町会議員を、同十九年十一月、地方衛生会役員を勤めた。

柳軒の医業免許証

柳軒の医業免許証の記録を見ると、まず、明治六年十二月に名東県より仮免許を受けている。

医術開業に関する当時の法令を調べると、明治八年、医制の内医師学術試験が三府（東京、京都、大阪）に於いて施行され、明治九年、地方においてもその状況に従って、これらの試験が実施される。明治十年、内務省令で一定の履歴を持つ者に医術開業免状が与えられ、柳軒は明治十一年に伊藤博文より内外医術開業免許証を得ている。

明治十七年一月、わが国では、衛生局において医籍登録が施行され、従来の開業許可証を持つ者にも免状とその医籍登録番号を授与した。

柳軒の免許状を示すが、伊藤博文、山縣有朋、長与専斎等そうそうたる人物の名があり、興味深い。なお、柳軒の番号は二七一四号とかなり若い。

名東県讃岐国
三十一区　香川郡中ノ村
士族　高坂柳軒
医業仮免許
明治六年十二月　印

医業仮免許

愛媛県士族　高坂柳軒
第千三百四十六号
三十三年一ヶ月
右内外医術開業免許候事
明治十一年九月十三日
内務卿　伊藤博文　印

内外科医術開業免許

愛媛県　士族　高坂柳軒
弘化元年九月生
医術ヲ以テ奉職セシ履歴ニ拠リ此免
状ヲ授与ス
明治十七年五月十五日
内務卿正四位勲一等　山縣有朋　印
此免状ヲ勧査シ　第二七一四号ヲ以
テ医籍ニ登録ス
衛生局長　内務省三等出任
正五位勲四等　長与専斎　印

医術開業免状

香川県の分県独立に奔走

香川県は先ず高松県（明治四年七月）より始まり、香川県（明治四年十月）に、阿波、淡路を合併して名東県（明治六年二月）に、さらに分かれて再び香川県（明治八年九月）に、また、伊予と一緒になって愛媛県（明治九年八月）となり、暫くこの時期が続いた。愛媛県と香川県では経済、交通、産業などが異なり、古くから培われた人情や風俗も異なる点が多く、香川県側では分県を望んだ。

明治十六年、時の内務卿山縣有朋に「予讃分離の建議書」が出されたが、却下されている。

明治十八年十一月、山田政平（議員）、小田知周《ともたか》（後に高松市長）、小西平作、安達清蔵、柳軒らは「独立置県旨趣要領」を書き、香川県の分県独立に関する撰文を出して、東奔西走する。この中には「阿波ハ豊カナ国デ藍、糖、塩等ヲ、伊予ハ農國ニテ薪、炭、蝋、紙ナドヲ、讃州モ農國ニテ糖、塩、米、麦トヲ産出スル。目的及ビ風俗ヲ異ニスルガ故ニ痛痒利害ノ感覚ニ厚薄ガアル」と書かれており興味深い。

明治二十一年十二月、香川県は勅令七十九号によって分離独立した。実に十二年目に現在の香川県がスタートした。

明治二十六年、柳軒は香川県高松医学会に於いて名誉会長に推薦される。

明治三十年すでに五十四歳であったが、上京し衆済病院で皮膚病専門科を目指して、修業をする。

明治三十四年に善通寺病院院長となるが、明治三十五年勤務医生活を止めて、南亀井町にて皮膚科を開業し、大正八年、七十六歳で没した。その間、「開文社」を創設、教科書を出版、販売し、また「養蚕社」を創立し養蚕業の発展を図った。

維新後の近代化に貢献した高坂柳軒について、高坂柳軒履歴明細表書（明治二十九年書）を基に、柳軒の活躍の一端を紹介した。柳軒は医術のみならず実業上の功績は計りきれないと佐々木礼三氏は述べている。

三二、柞田村の横山梅荘とその碑

柞田村《くにたむら》は、今は観音寺市に属し、この地名は昔、柞《くぬぎ》が多かったことによるとされている。柞田はもともと柞田郷《くにたごう》といい、一二五六年、後嵯峨天皇が官幣大社日吉神社（近江の国）の社領として寄進され、その分霊である日枝神社がある。この地域には古代の官道「南海道」の柞田駅があり、近くには、二級河川柞田川が流れ、柞田橋（国道十一号）がかかり、此の地は早くから交通の要点として栄えていた。

また、ここには柞田一里塚跡がみられる。一里塚は江戸時代に参勤交代や旅人の便を図るために全国の主要街道を約四キロメートルごとに、約一〇メートル四方の塚が築かれ、榎や松などを植えて、休憩の場ともした。柞田一里塚跡は太平洋戦争前までは現存する遺跡として知られていたが、昭和十九年三月柞田軍用飛行場が建設され、その犠牲となった。なお、この道は金毘羅街道で伊予より琴平に通う道であった。

横山梅荘（一八四六―一八九八）は三豊郡柞田村（観音寺市柞田町）に横山一郎の長男として生まれ、幼名は助太郎、諱は在憲、号を梅荘という。父は医院を開業し、寺子屋の先生もしていた。母は代々医業に携わる横山家に生まれる。従って、父の一郎は横山家を継いだ養子かもしれない。

梅荘は幼少時から俊敏で学を好み、若くして香川克斎の門に入る。長じて後、佐藤惕《てき》斎、石井晦《かい》逸《いつ》、亀井暘州《ようしゅう》の諸氏に師事し、経世の学、活人の術を修めた後、長崎に遊学し司馬凌海《りょうかい》について西洋医学を学ぶ。後に述べる「梅荘　横山先生之碑」には柴田良海と書かれているが、これは司馬凌海のことではないか。

香川克斎は儒学者で、中山城山（讃岐の儒者、古文辞学派）の孫弟子と思われる。克斎は西讃に住み、幼少児の教育にも関わっていた。石井晦逸は丸亀の藩儒（朱子学）で、梅荘は柞田村から丸亀に通ったに違いない。亀井暘州は亀井南冥《なんめい》の孫で、筑前博多の南冥、昭陽父子が残した私塾、亀井塾において弟子の指導に当たる。亀井南冥は儒学者、医者、教育者、漢詩人、亀門学の祖で、筑前姪浜（福岡市）に生まれる。吉益東洞や永富独嘯庵に学ぶ。古文辞学派に属し、また医学では山脇東洋の流れを汲む。博多唐人町に医業を開業し、私塾も開く。日本各地から弟子が訪れ、多くの優れた人材が育った。司馬凌海は医学者、語学者で、佐渡（新潟県佐渡市真野新町）に生まれ、十三歳で松本良順らのもとでオランダ語と医学を、続いて佐藤泰然の順天堂で蘭学と蘭方を学ぶ。安政四年（一八五七）、師の松本良順と長崎へ行きオランダ軍医ポンペに学び、数年間長崎に住む。

梅荘は数年間長崎に遊学し、慶応二年（一八六六）、二十一歳の時、帰郷して父祖の医業を継ぐ。若年ながら長崎帰りの医者として評判となり、治療を乞うものが後を絶たなかった。性格は温厚で、篤実、恭謙、寡黙で、経学に通じ、詩文を良くし、青少年を懇切に指導して多くの門生から敬慕された。町村制度が実施された時、村民に推され名誉にも柞田村の二代目村長となり、明治二十三年（一八九〇）二月から二十七年十一月まで勤め、政績を大いにあげた。明治三十一年、不治の病のため五十三歳で死去した。先妻岩田氏との間に四男二女があり、後妻は石井氏である。

横山梅荘の碑

大正二年（一九一三）に横山梅荘の徳を称えて、「梅荘　横山先生之碑」が横山一郎の寺小屋のあった柞田小学校の校庭に建立された（柞田小学校百周年記念誌）。ここには豊原鶴治（柞田村の医師）の選による碑文が見られ、梅荘の略歴と業績が長々と書かれている。その最後には豊原鶴治自身の追悼の言葉もあり、紹介したい。なお、豊原鶴治は明治維新で転籍して柞田村に移住した丸亀藩医の豊原正善の長男である。

「嗚呼在人情軽薄世態浮華之時不追名利不媚権門光風霽月高潔清廉今也已為白玉樓中之人悲夫銘曰」。（ああ、先生は、人情は薄く、うわついた世に在って、名利を追わず、権門に媚びず、雨上がりの晴れ渡った月の如く、高潔、清廉な人であった。今、その先生は既に白玉楼の人（李賀の故事から文人の死を意味する）となられた。それを悲しみ、銘に曰く）。

「青嚢全匱　醫国活人　業餘経学　遺徳維新　一片之石　柞川之濱　此録功績　千秋不泯」。

（先生は全身全霊、医の人であり、国を直し、人を活かし、儒学への造詣深く、その徳は維新の世に輝いている、柞田川畔石塔に千歳に不朽の功績を刻す）。

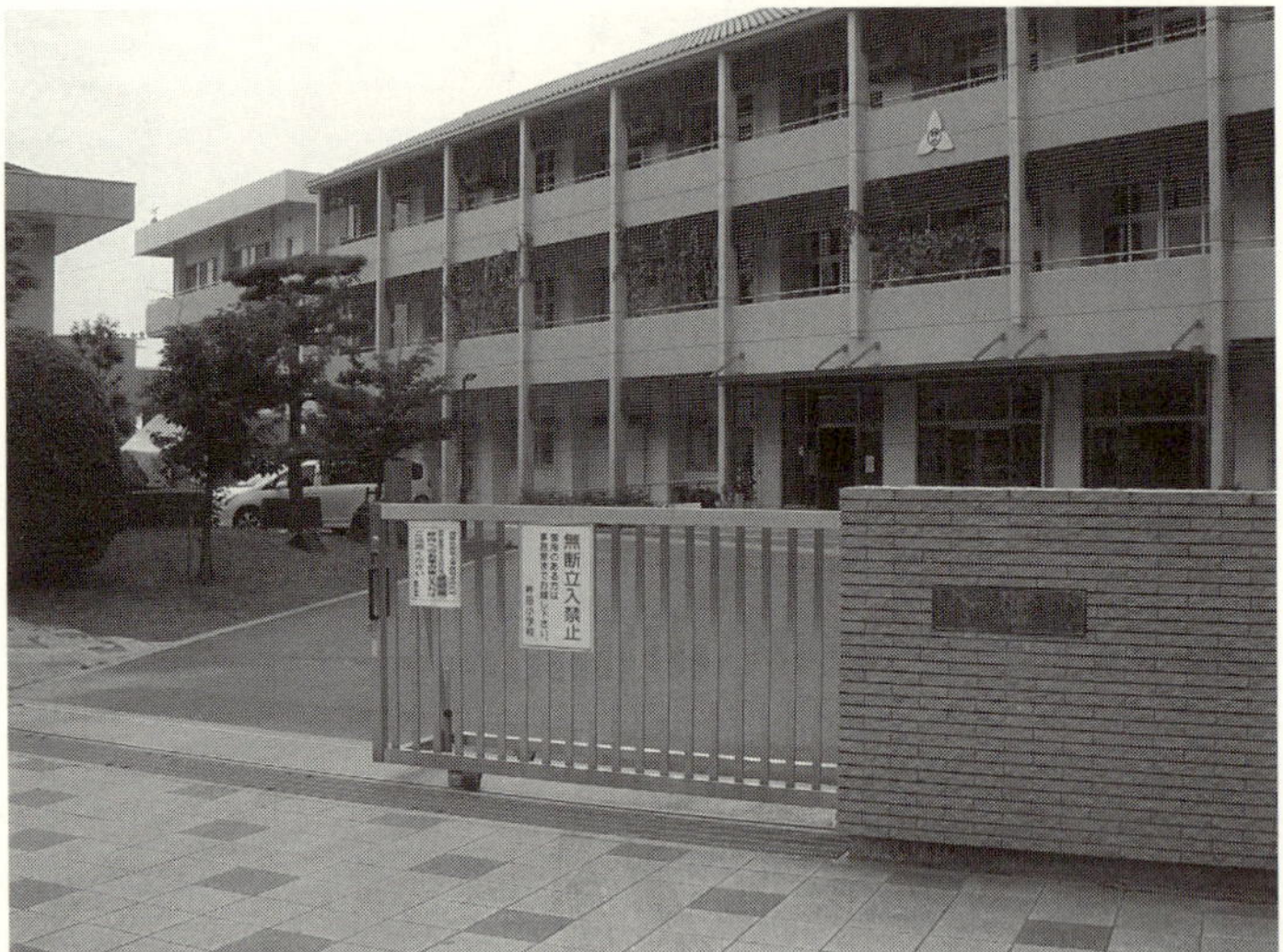

柞田小学校

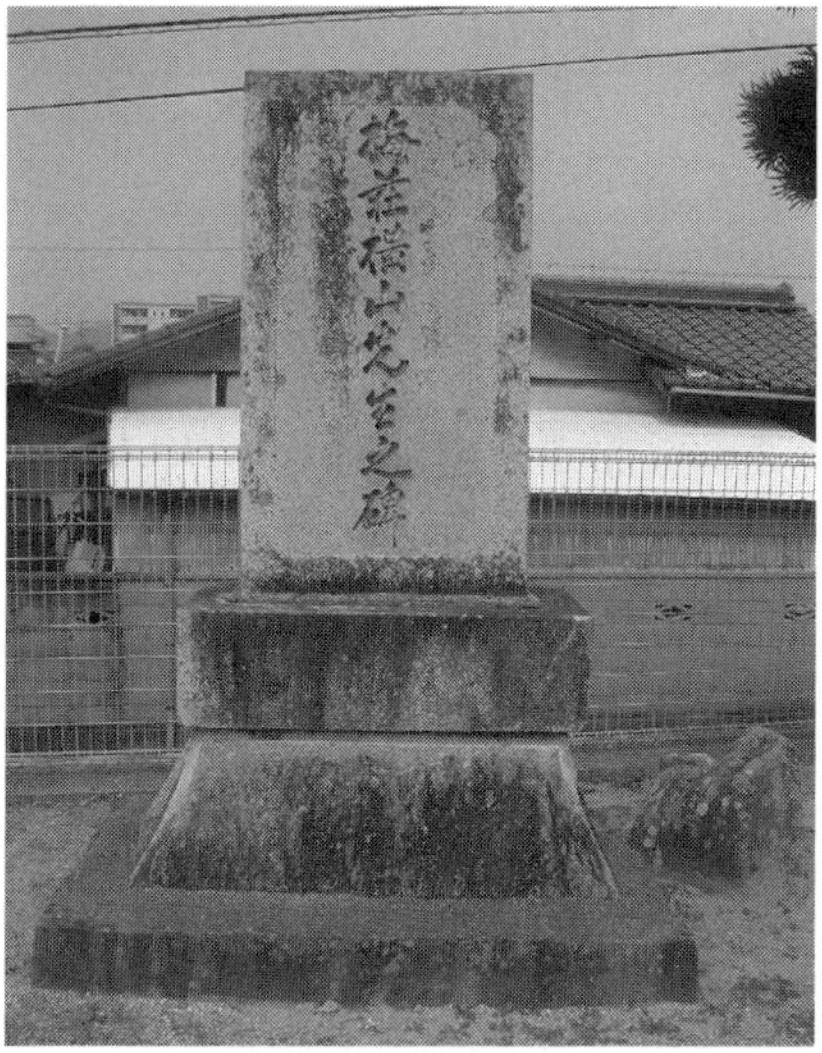

横山梅荘碑（表）

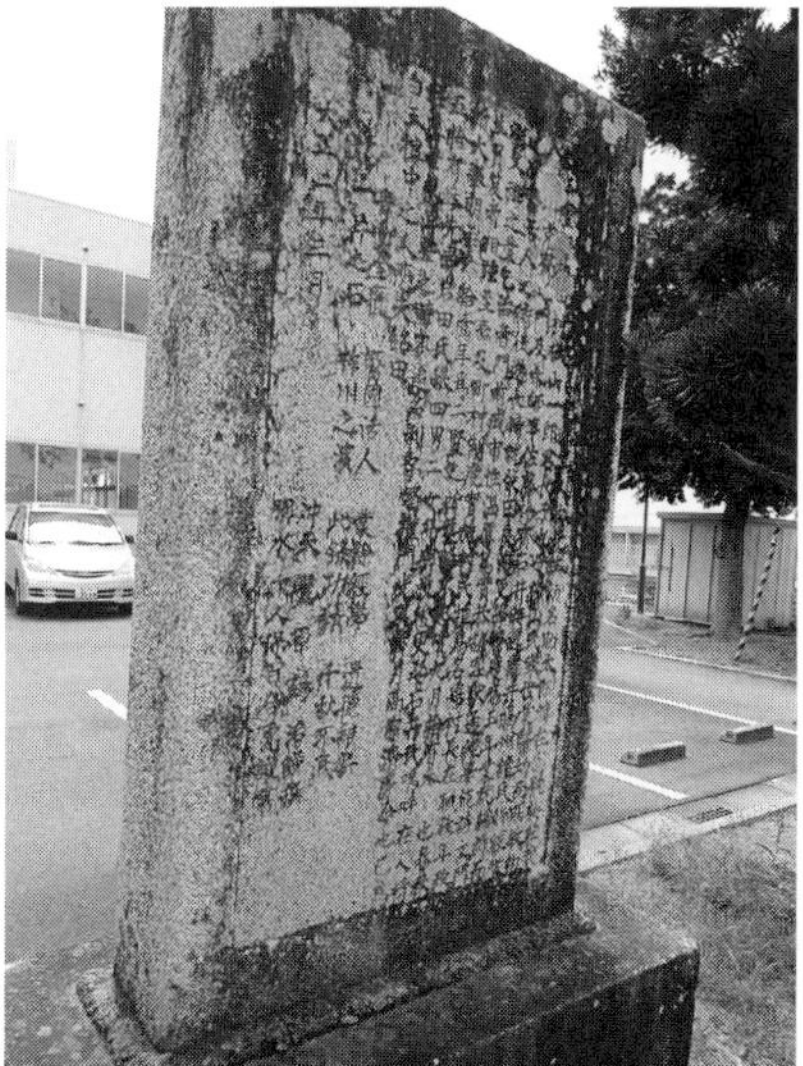

横山梅荘碑（裏）

三三、他の分野で活躍した古川斎、菅順益、藤井半雲と盛正家

勤王に尽くした医師

古川斎《いつき》（一八一一—一八七〇）は高松藩士芦沢元直の子で、名は斎、字は士厚、橘園、睡斎と号した。後に那珂郡三條村（丸亀市三条町）の古川家を継ぐ。高松藩には芦沢水之助（寛永十六年初代頼重の御附で水戸から高松に）と芦沢治右衛門（肥田和泉守の与力）を元祖とする二つの芦沢家があり、代々番町の藩邸に住む。この両家の一族は馬廻膳番、軍用役並びに書院番、奥目付、大番頭などに明治期の初めまで従事した。芦沢元直はこれらの一統であろう。

古川斎の生い立ちや活動については、香川県神社庁編の「明治維新百年記念　香川県勤王志士功臣学者等調査」によると、幼いころから、経史（経書と歴史）を学び、後に砲術を習う。その後、長崎に遊学して、医術を修めた。帰郷して、三條村で開業し、名声を博し、文久二年（一八六二）、高松藩に衛戍として召し出される。勤王の志士としての働きについては、具体的な記載はない。明治二年、自宅を学校に代えて子弟の教育をした。

菅順益（一八一八—一八六五）は豊田郡豊田村（観音寺市）に生まれる。長崎に遊学して、種痘術

を修める。帰郷して他に先駆けて勤王の志士と交わり、勤王博徒として南海に名を馳せた日柳燕石とも親しく付き合う。慶応元年四十八歳で病死した。

二〇一七年四月、日柳燕石生誕二百年記念行事があり、燕石の最晩年の寓居呑象楼を内部も見学できると聞き、琴平に出かけた（写真）。

先の香川県神社庁の調査によると、讃岐で活躍した勤王志士は五十六名に及ぶ。藩主、その支族、藩士の他に、儒者、学者、宗教家ら士分以外の人が多く、中でも僧や神官が十数名と多い。医師は古川斎の他に四名が記載され、ここで紹介する。

三井《みい》雪航（一七九六―一八五二）はすでに述べたように、名を重清、字は子潔、通称隆齋、号を雪航という。仲多度郡田村（丸亀市）に生まれ、幼少時に親戚筋の琴平の医家三井家の養子となる。一八〇八年、医術を学ぶために大坂に出て、三井元儒（棗州）に眼科を学ぶ。傍ら儒学を修め、備後の菅茶山の門に入り、詩文を能くする。後に、頼山陽らとも交わった。

一八一八年、帰郷後は家督を継ぎ医業の傍ら、金光院の医師

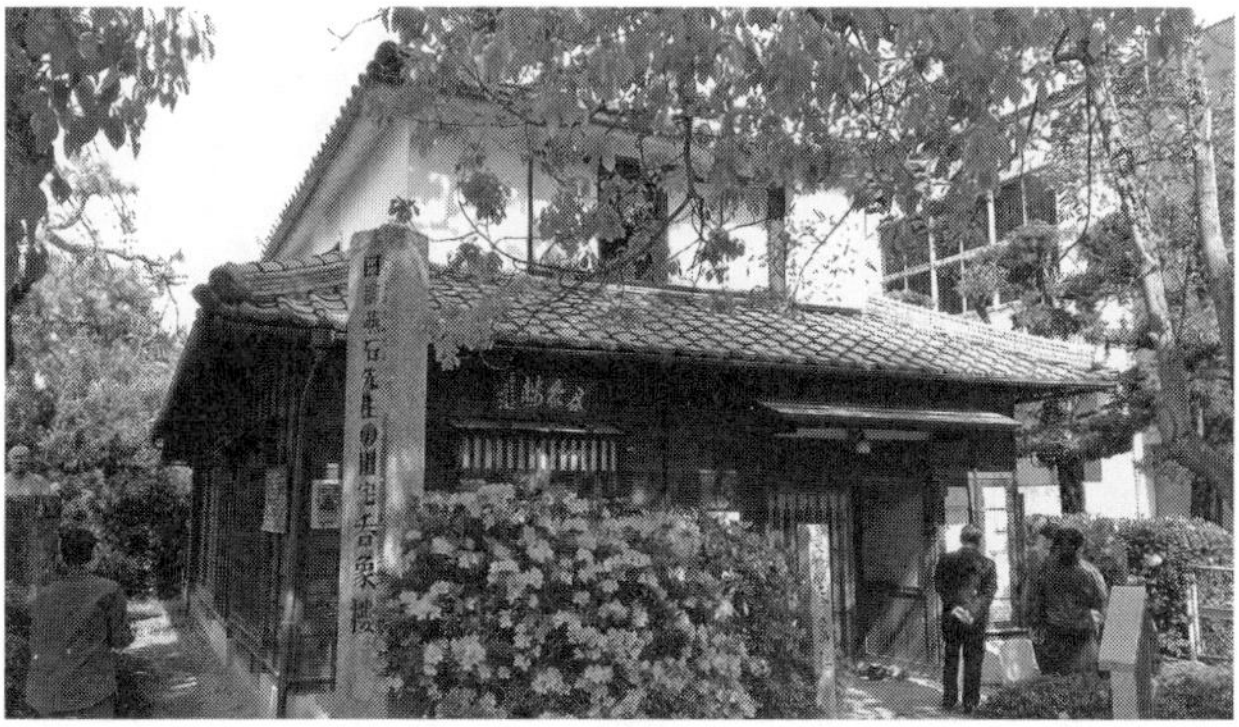

呑象楼

を勤める。そして、高松藩儒、さらに御儒者助役となり、一八三五年には奥医師、一八四四年、御匙御書院番上席となる。また、学舎を興して子弟の教育をした。「雪航詩文稿」や「芳怨傳」などの著書がある。日柳燕石は雪航の會舗堂に十四、五歳の頃から入門して経史を修めて、詩文の才をみがいたという。両者の師弟関係は二十年にも及び、日柳正章（燕石）撰の雪航の墓標が残っている。

三井隆邦（一八二一―一八九六）は雪航の子で、名は重韶、通称は隆邦といい、幼少時より父について医学を学ぶ。十九歳の時、岡山の辻尚彦に二年間、大坂の三井元之に眼科を二年間学び、さらに京都の小石玄瑞に西洋医学を二年間学び帰郷する。一八四八年には金光院医長、奥医師となる。幕末には日柳燕石らと共に国事に奔走する。後に、子弟の教育にも力を注ぐ。

小林安蔵（一八〇八―一八七二）は香川郡円座村（高松市円座町）に生まれ、名は以文《しげふみ》、字は伯友、安蔵、号は香水という。小林家は農業と医業を兼ねた名門で、安蔵は医業を継ぐ。早くから勤皇の心が厚く、弟の木内順二龍山、小橋多助橘陰、妹の村岡箏子、娘婿の太田次郎らと共に、国事に尽くした。安蔵の子友之輔は蛤御門の変で戦死した。小林一家は世に「讃岐の名和一族」と尊称された勤皇一家である。

井上文郁（一八二六―一八九八）は名を宗平、号は有年で、後に文郁と改める。備中（岡山県）の出身で、若いころ京都、大坂で学び、一八四五年頃から琴平に移住する。ここで医業を始め、姓を井上とした。嘉永六年（一八五四）、米艦が浦賀に来ると、琴平の日柳燕石らと謀って画策する。しかし、追われて長州に逃れたらしい。三年後に明治維新となり、軍務官に出任して北越征伐に参加した。

医業以外で頭角を現す医師たち

藤井半雲（一七九八―一八七〇）は名を濟、香澤といい、号は半雲、梅仙、陳舜香という。壮年期に長崎に遊学し、医を学ぶ傍ら画を学ぶ。浦上春琴（備前生まれの江戸後期の文人画家）に私淑し、着色花鳥を能くする。明治三年十月、七十三歳で没す。

志度町史には、明治十年、開業医の仮免状を受けた医師六名の中に、藤井香澤の名前があり、これは藤井半雲の跡継ぎと思われる。

盛正家《もりまさいえ》（一八四六―一九二五）は鹿児島の人で、明治元年（一八六八）、長崎に遊学する。蘭医ボードウィンについて医学を修め、長崎の英領事館に勤める。その後、陸軍に入り、さらに、転職して大阪日本銀行支店長となる。

明治初期の大実業家の五代友厚（薩摩藩士、維新後財界に入り、大阪商工会議所の創立に尽力）の娘婿となる。有隣生命保険会社の創立委員を勤める。その後、本願寺や相国寺に入って学び、詩仙堂や興福寺にも、参禅したという。

日露戦争後には俗界から離れ、無門庵紫明と称して、俳道に精進したという。大正十四年、高松市紺屋町の自宅で死去した。

最近のニュースによると、高松市在住の盛　正家の子孫が京都に住んでいた叔父の遺品の中から、明治初期に編纂された薄記法の書「造幣簿記瀊《ほう》」全五冊や「銀行実験論」などを見つけた。これらには添え書きも見つかり、正家直筆のものらしい。その調査を依頼された香川大守田准教授によると、我が国の金融史の解明に貴重な資料だという。

以上、長崎に遊学し、医業の傍ら勤王に尽くした古川斎、菅順益、さらに讃岐の勤王志士医師四名、並びに志度の藤井半雲、高松の盛正家について述べた。

三四、讃岐の長崎遊学者（医者以外）

志度の平賀源内

平賀源内（一七二八―一七七九）は諱を国倫《くにとも》、国棟《くにむね》、字は子彝《しい》、通称は源内、号は鳩渓《きゅうけい》といい、戯作者としては風来山人、天竺浪人、浄瑠璃作家としては福内鬼外《ふくうちきがい》の筆名を使う。高松藩足軽の蔵番白石茂左衛門（良房）の子で寒川郡志度（さぬき市志度）に生まれる。幼少の頃から、英才ぶりを発揮し、天狗小僧と呼ばれていたという。十三歳の時、陶村（綾歌郡綾川町）の親戚松岡家に預けられ、同地の三好喜右衛門（三代目）から大学の素読を習う。薬草や儒学にも興味を持つ。寛延二年（一七四九）に亡父の後を継ぎ、高松藩の蔵番となり、また、祖先の名、平賀に改姓した。

二十五歳の時、藩命で医師久保桑閑の長崎遊学に従う。宝暦四年（一七五四）、蔵番退役願いを出して、家督を妹婿に譲り、大坂に出て戸田旭山から医学と本草学を学ぶ。さらに、江戸で田村藍水について本草学を修め、また、儒学等も学ぶ。宝暦七年源内の発案で藍水が湯島で我が国初の薬品会（物産会）を主催する。翌々年の第三回以降は、源内の意向で全国各地から集めた諸物産を展示する薬品会が開かれる。この頃、我が国初の西洋解剖書「解体新書」の翻訳に携わった中川淳庵、杉田玄白らとも親しくなった。また、高松藩から医学修業という名目で三人扶持を賜るが、二年後には退藩願いを出した。

宝暦十三年（一七六三）、その薬品会の展示物などを解説した「物類品隲《ひんしつ》」六巻を源内は刊行する。これには朝鮮人参や甘蔗の栽培法なども書かれている。さらに、「根南志具佐」などの著書を相次いで刊行した。明和元年（一七六四）には武蔵国秩父（埼玉県秩父）の山で石綿を発見し、火浣布（不燃性の布）を作成し、幕府に献上した。明和四年には浄瑠璃「神霊矢口渡」を書きおろし、上演されて好評を博す。

同七年（一七七二）、四十三歳の時、田沼意次の命を受けて阿蘭陀翻訳御用として長崎に出かけ、吉雄耕牛のもとで新知識を学び、また、蘭書の翻訳を試みた。安永二年（一七七三）、久保田（秋田）藩に招かれて秋田郡阿仁鉱山に出かけて、精錬法を伝授した。また、西洋画の遠近法を久保田藩士小田野直武に教えた。源内自身もこの長崎遊学の時、「西洋婦人図」を描いており、神戸市立美術館の池長孟《はじめ》コレクションに所属されている。なお、小田野直武は解体新書の附図を書いた。源内はこれまでにも火浣布、量程計、寒熱昇降器（寒暖計）などを作成しているが、二回目の長崎遊学ではオランダ製の起電器を購入する。それを時間を掛けて復元し、硝子を以て天火を呼び、病気を治す器械エレキテルと称して、評判となった。その他、毛織物や陶器（源内焼）などを製作し販売するなど、長崎で得た蘭学の知識を応用し、多彩な活動をした。これらの超人的な偉業は今なお、我々の目を見張らせる。

安永八年（一七七九）夏、仕事のことで町人ともめ、相手を傷つけて、牢に入れられる。その喧嘩の際に受けた足の傷が悪化し、破傷風という説もあるが、息を引き取った。五十二歳であった。

故郷の志度の源内旧居には源内の大きな顕彰碑があり、ここには源内への深い哀惜の念に堪えない杉田玄白撰の「嗟非常人、好非常事、行是非常、何非常死」が見られる。

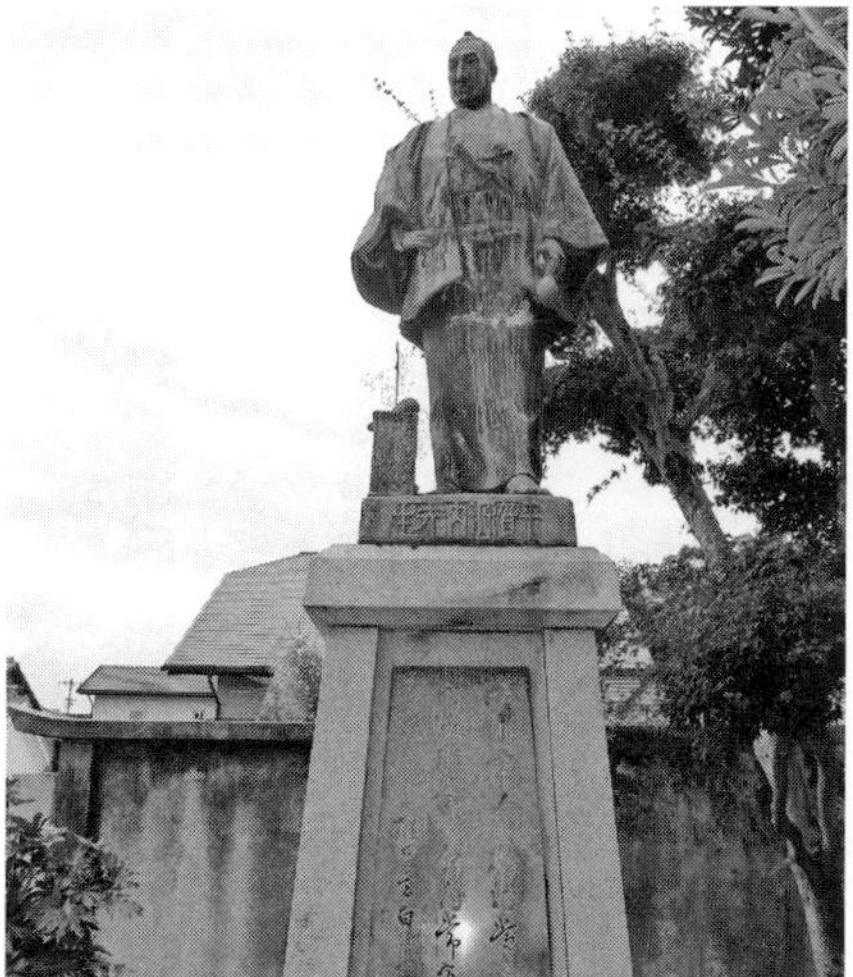
源内顕彰碑

香南の中山城山

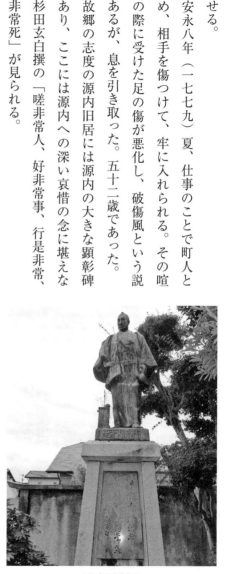

中山城山《じょうざん》（一七六三―一八三七）は幼名を才八、名を鷹《よう》、字は伯鷹、通称塵《じん》、号を城山と言い、これは坂出にある山、城山《きやま》から得ているという。香川郡横井村（高松市香南町）に生まれ、祖父玄庵も父玄柳も、儒学を修めた医師である。幼少の頃から、藤川東園に医学と儒学、古文辞学（荻生徂徠が唱える）を学んだ。やがて家督を弟の玄義に譲り、別家する。経学、儒学、仏典、詩文、漢文などに

精通し、これで身を立てる。

寛政十一年（一七九九）、三十七歳の時、高松藩の国老大久保黄之助に招かれて、高松城下に移り、家老夫人に詩経と和歌を教え、また、城山塾と名付けた私塾を開いて古文辞学を教授した。門下生から藤澤東畡を初め多くの優秀な人物が輩出する。その後、塾を長男の鼇山《ごうざん》に譲り、大坂を初め京都、長崎に遊学し、見聞を深め親交を重ねた。

文化十一年（一八一五）、鼇山がわずか二十七歳で没し、城山は悲しみのために一切の凡事を断つ。専ら、笠をかぶり、草鞋を履いて、讃岐の各地を巡り、その地勢、神社、旧跡、産物などをつぶさに調査し、記録する。これらを十二冊に纏めあげて、郷土史として文政十一年（一八二九）、高松藩に献上した。天保二年（一八三一）、その不備を補い、「全讃史摘注引」を書く。斯くして編集された「全讃史」は今なお郷土史研究に欠かせ

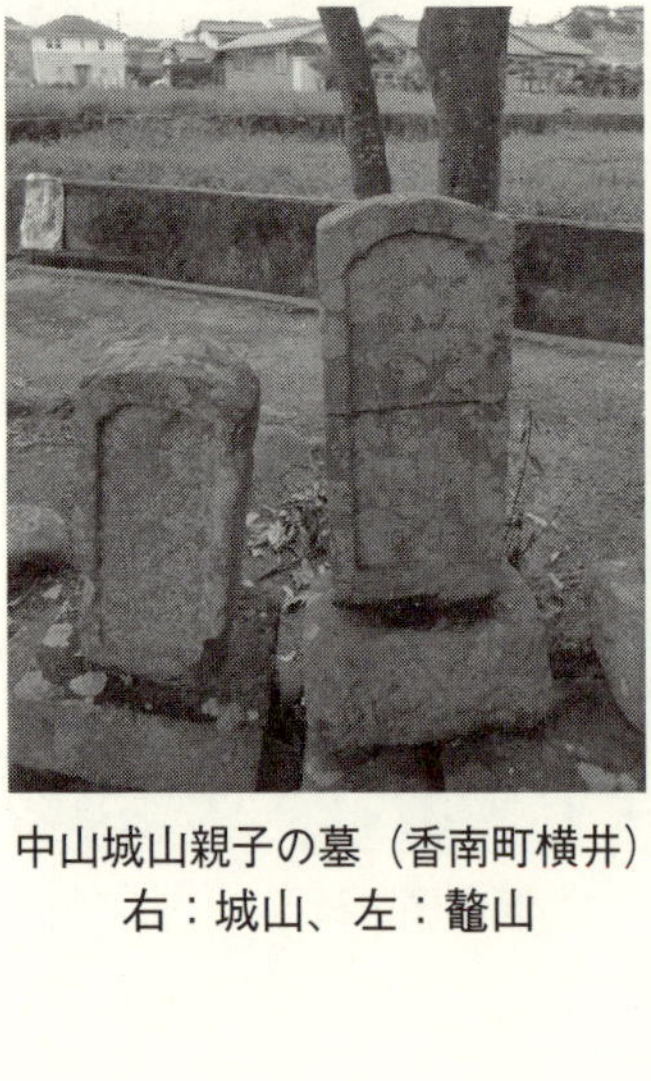
中山城山親子の墓（香南町横井）
右：城山、左：鼇山

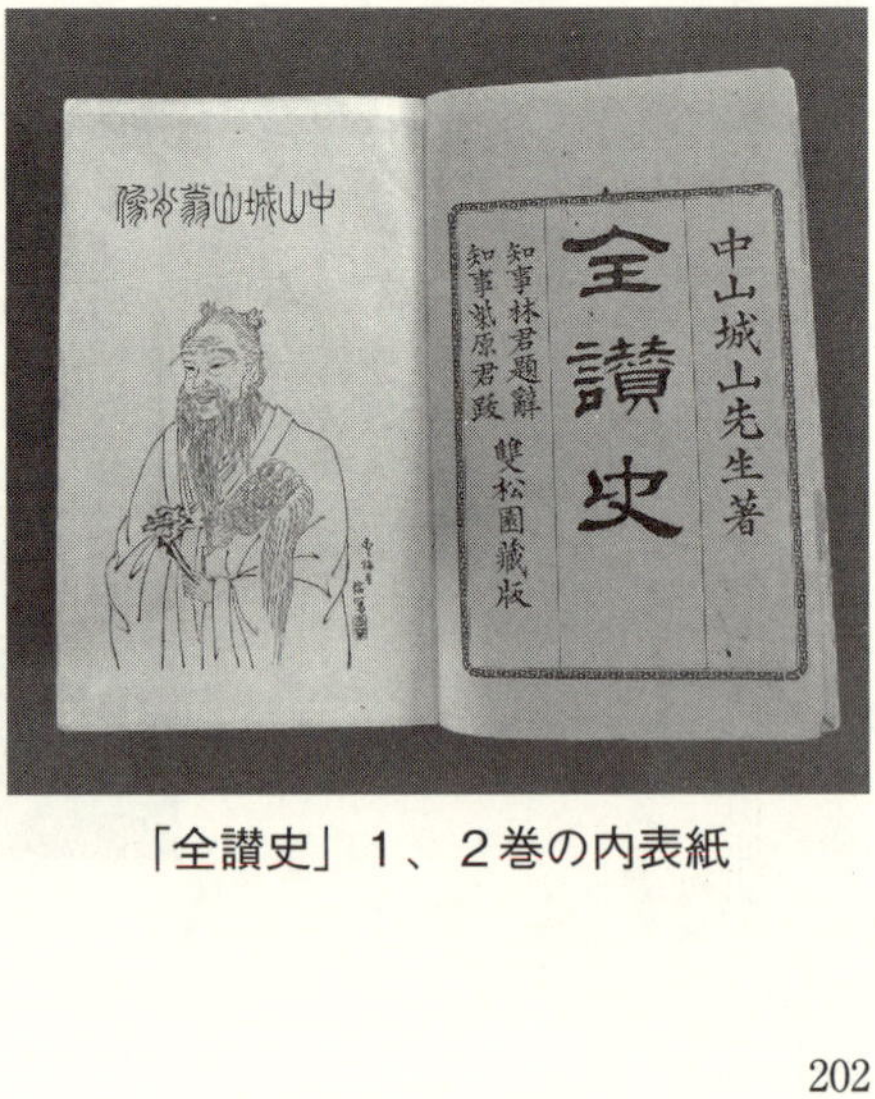

「全讃史」１、２巻の内表紙

ない書物である。七十五歳で没した。

今回、高松市香南歴史民俗郷土館で「全讃史」を拝見し、香南町横井にある中山城山と鼇山《ごうざん》の墓にお参りした。

牟礼の柴野碧海

柴野碧海（一七七三―一八三二）は名を允升、字は応登、東霞などで、通称は平次郎、号は碧海という。三木郡牟礼村（高松市牟礼町）の医師柴野貞穀の次男として生まれた。貞穀は徳島藩儒柴野栗山の弟である。栗山も牟礼村の生まれで、同地の八栗山にちなんで栗山と命名したという。栗山は讃岐の後藤芝山、江戸の林榴岡、京都の高橋図南らから学び、後に、阿波藩に仕え、五十二歳で幕府儒官となる。松平定信を助け革新政治を断行し、世に言う「寛政の三博士」の一人である。

碧海は七歳の時、嗣子のない栗山から養子に迎えられ、京都で養父栗山について学ぶ。天明八年（一七八八）、栗山は幕府の儒官に昇進し、碧海は栗山の後を継いで徳島藩儒として招かれた。この年、江戸の昌平黌に入門し、経学を研鑽する。寛政六年（一七九四）、二十二歳の時長崎に遊学し、半年間滞在し見聞を広める。さらに寛政十一年から一年半にわたり、京都および西国諸国を遊歴した。

享和元年（一八〇一）、阿波国徳島城下に居住を命じられ、藩主蜂須賀侯の世嗣の特講を務め、また、藩校の学問所（寺島学問所）で藩士やその子弟に経書を講じる。阿波国随一の儒者と評され、また、詩文も得意とする。著書に「枕上集」、「栗山先生遺事」などがある。天保六年（一八三五）、六十三歳で没した。

引田の久米通賢

久米通賢（一七八〇—一八四一）は高松藩士、技術者で、名を通賢、通称栄左衛門、号は一器という。大川郡引田村馬宿（引田町）で、船乗り兼農業を営む喜兵衛の子として生まれる。手先が大変器用な子供だった。十二歳の頃から、父と一緒に船の舵取りをして大坂に通い、大坂の文化を知る。寛政十年（一七九八）、十九歳の時大坂へ遊学し、間重富（天文学の第一人者麻田剛立門下の逸材）の門人となり、天文学、暦学を学ぶ。四年後、父喜兵衛の死去により帰郷し、家業を継ぐ。舵師として長崎に回航した際、オランダ人について蘭学を修めた。

文化三年（一八〇六）、第八代藩主頼儀の命を受けて藩内の測量に携わる。測量方法は当時「規矩術」と言われた新しい技法、今で言う「三角測量」である。引田浦から高松藩の西の端まで、三十六里二十一町に及ぶ海岸線を実測し、さらに内陸部を東に取って返し、引田浦まで調査し終え、新しい讃岐の地図を完成させた。文化五年（一八〇八）、伊能忠敬一行が幕命により四国の測量に琴平を訪れたとき、通賢の作成した讃岐の地図を見て、忠敬は感嘆し称えたという。さらに、通賢は忠敬一行の案内役を務めた。やがて、士分に取り立てられ、高松藩御用測量方を仰せつかった。この時から久米姓を名乗る。

通賢は兵法の研究にも興味を持つ。これは高松藩儒中山城山の兵法書「武備志」を直接教わったことによるらしい。通賢が科学者の本領を発揮したのは銃砲の改良である。三十六歳の頃、これまでの火縄銃を火打ち石による銃へと改良する。また、六十歳の時、これまで世界で類を見なかった雷管式（皿または筒内に起爆剤を詰める）の「生火銃」を発明し、藩主に献上した。なお、地平儀や星眼鏡などの測量器具や銃など通賢関連の資料は坂出の鎌田共済会郷土博物館に多数展示されている。

文政初年、天災が相次ぎ、九代目藩主頼恕は人材を登用し、殖産興業を図った。通賢は坂出塩田の増築を建議し、文政九年にその許可が下り、通賢は普請奉行に命じられる。通賢は私財の他に親類縁

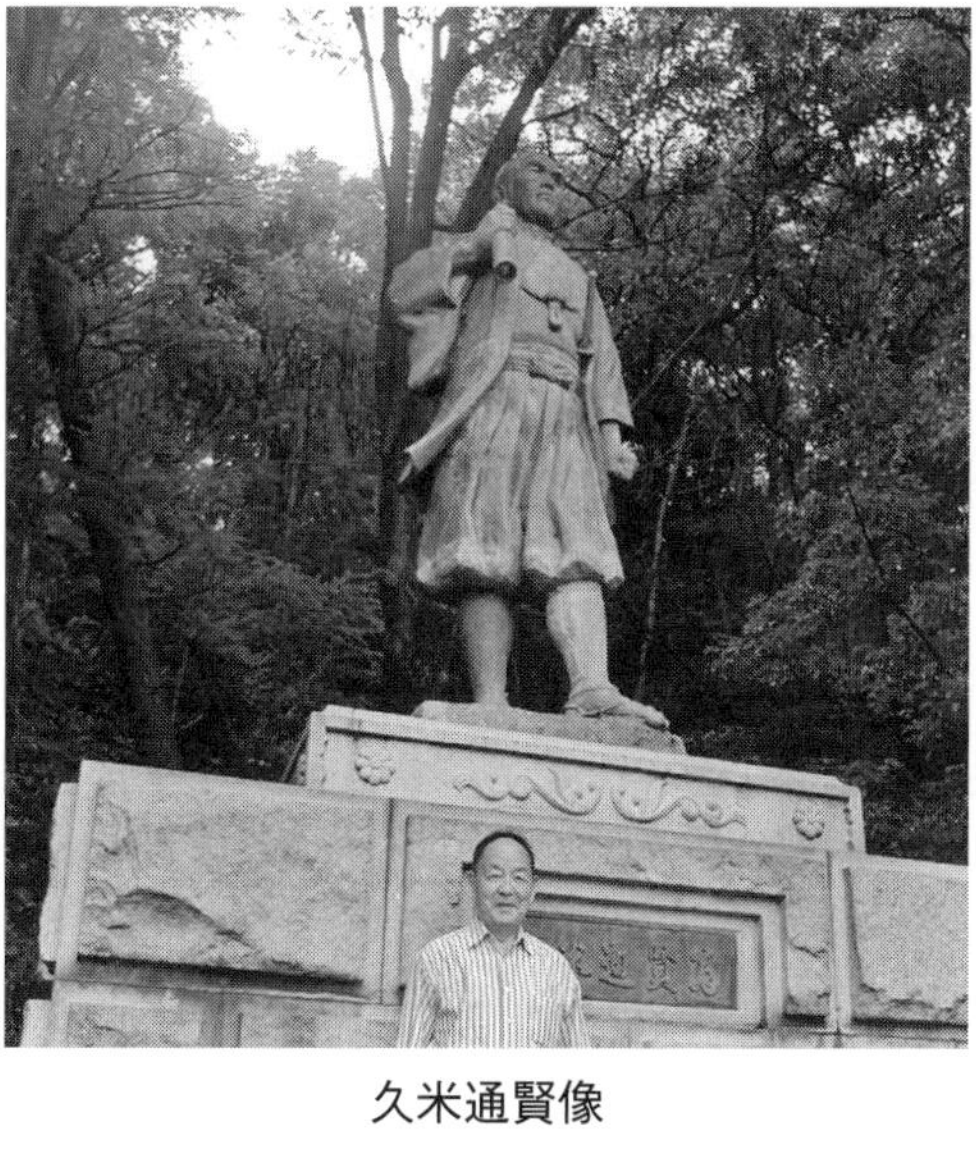

久米通賢像

者にも支援を求め、塩田増築の費用を捻出したという。そして三年五か月後には一一五町六反歩（一一四・六ヘクタール）という我が国最大の製塩地が出来上がり、藩の財政は豊かさを取り戻した。天保七年（一八三六）、通賢は坂出塩田完成を機に藩を辞し、故郷の馬宿村に帰る。天保十二年、六十二歳で没した。

坂出の聖通寺山の塩竈神社には立派な、大きな久米通賢像が建立され、塩田跡を向いている。

大川郡南野の伊藤　弘

伊藤　弘（一七八四―一八四四）は天文・暦学者、数学者で名を弘、字は子篤、通称先五郎、宗介など、号は南岳、無名雉もという。大川郡南野村（引田町）の伊藤長吉の三男として生まれた。幼少の頃から学問が好きで、後に大坂に出て間重富のもとで、天文、暦数、測量術を学ぶ。和漢も修め、さらに長崎に遊学し、蘭学を学び、阿蘭陀通詞馬場佐十郎（後に幕府の蕃書和解御用）とも交流する。朝鮮語、ロシア語、悉曇語（サンスクリット語を表記する書体の一つ）なども習得したが、特に数学を得意とした。讃岐で使われた斤割の九九も考案したという。また、南野村の隣村引田の友人久米通賢が坂出塩田開発を始めた際には、数学や測量術を駆使して手伝い、また経済的援助も惜しまなかった。高松藩がこれらを知り、弘は藩儒に加えられた。なお、弘は通賢の長男市太郎の岳父である。

天文・暦学者、数学者として多方面で活躍し、六十歳で没した。天文、暦数、神道、和歌などに関する多くの著書や写本を残している。

安原の藤澤東畡

藤澤東畡（一七九四—一八六四）は高松藩儒、漢学者で名を甫、字は元発、通称は昌藏、号は東畡、泊園という。香川郡安原村中村（塩江町）で農業を営む藤澤喜兵衛の子として生まれる。六歳の頃から書を読み、九歳で近隣の儒者中山城山の門弟となり、古文辞学を修めた。

文政元年（一八一八）、二十五歳の時、長崎に遊学し、高島秋帆（日本近代砲術の祖）の父、長崎町年寄高島四郎兵衛に認められ、清国人から唐音（中国語）を学ぶことになる。同四年には帰郷して、高松城下に塾を開き、多くの人を教えた。

同八年、大坂に泊園塾（後の泊園書院）を開く。東畡の教える学問は幕府の官学（朱子学）ではなく、古文辞学、並びに彼の著書「原聖志」にある独特の尊王論を説く。尊皇の大義を提唱し、名声が高くなり、高松藩からも学ぶ者は多かった。弘化元年（一八四四）、五十一歳の時、高松藩は名字帯刀を許し、大坂にいる藩士の教育を命じた。嘉永五年（一八五二）、中寄合に昇進し、十人扶持となった。

元治元年（一八六四）、二条城において、十四代将軍家茂の謁見を賜り、幕府儒臣を要請されたが、高齢と病身との理由でこれを辞す。同年、七十一歳で没した。

長男の藤澤南岳も古文辞学を修め、父に劣らぬ大学者で、大阪の泊園書院を引き継ぐ。また、幕末に高松藩の危機を救ったことでも知られている。

二〇一六年、旧安原小学校に塩江町歴史資料館が開館し、その際、中村地区にあった藤澤東畡頌徳碑が移設されたので、早速、出かけた。

三木郡井戸村の智幢《ちどう》

智幢（一八〇二―一八六九）は真言宗の僧侶で、字は慈天、栄厳、通称は権蔵、号は智幢、知童、紫山などを用いる。三木郡井戸村（木田郡三木町）の塚原理兵衛の三男として生まれる。十三歳の時、高松城下（高松市）に出て、大護寺の慈舟のもとで仏門に入る。成人となって、長崎に遊学し、仏典を学ぶと共に蘭学や漢字などを修める。

帰国後は徳島に移り住み、西光寺、西福寺、眞

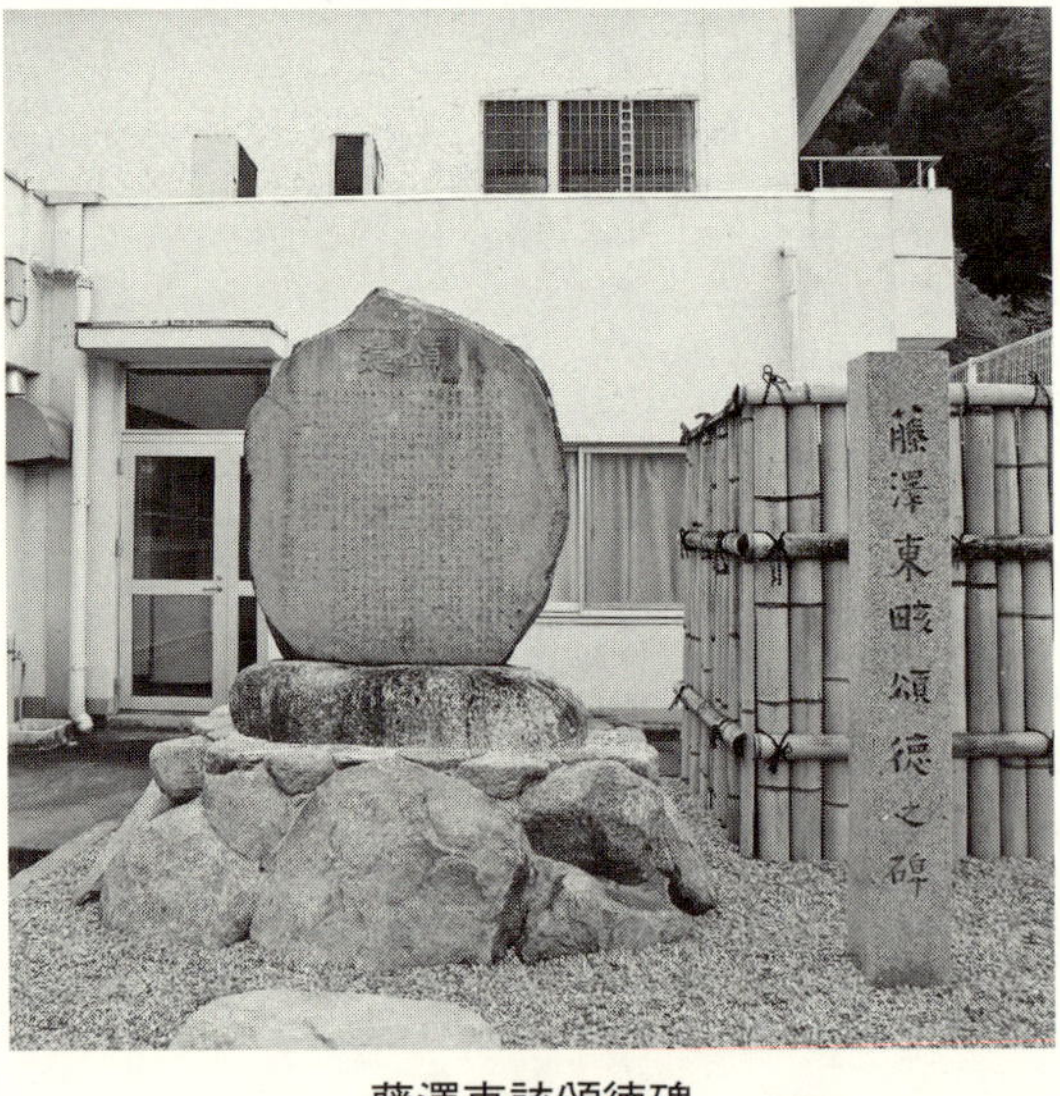

藤澤東該頌徳碑

楽寺、眞福寺と歴任する。その後、京都小野の宝寿院の住職、やがて、権僧正に任じられた。和歌、詩文、書にも長じた。その後、和歌山の高野山でも隆鎮和尚のもとで修業し、ついにその高弟の一人になる。

帰郷後は那珂郡本島（丸亀市）の正覚寺住職となる。加えて、那珂郡榎井村（琴平町）出身の勤王家日柳燕石と親交を結び、また、賭博場に出入りし手にした金銭を勤王の志士たちに与えたという。

三谷村の藤川三渓

藤川三渓（一八一六―一八八九）は高松藩士、勤王家、我が国の水産界の先覚者で、名は忠猷《ただみち》、字は伯孝、通称は求馬《もとめ》、能登、将監、号は三渓という。山田郡三谷村（高松市）の高松藩医藤川南凱《なんがい》の子である。若くして古文辞学を近隣の中山城山に学ぶ。

天保十二年（一八四一）、二十六歳の時、長崎に遊学し砲術の大家高島秋帆の門で学ぶ。また、翌十三年、肥前（長崎）の五島沖で銃殺捕鯨術を習得し、翌十四年帰郷した。

嘉永四年（一八五一）、三十六歳の時、江戸へ行き、輪王寺宮慈性親王の侍講を務める傍ら、勤王派の儒者らと親交を深める。高杉晋作、日柳燕石らと共に尊王攘夷論を唱えた。

文久三年（一八六二）、帰藩し、尊王攘夷運動に挺身する松平左近らに加わり、海岸防衛のために

「竜虎隊」を組織して自ら隊長となる。また、屋島の長崎ノ鼻（高松市）に砲台を築造した。

一方、高松藩は親藩で、尊王派は疎んじられ、佐幕派によって三渓も獄舎に入れられる。六年後、慶応四年に出獄し、その後、三渓は上京し、沢為《ため》量《かず》（奥羽鎮撫副総督）に仕え、戊辰戦争でも活躍した。

明治三年、太政官権少史に任命されたが、辞めて東京神田で私塾を開く。明治六年、開洋社（捕鯨社）を立ち上げて、房総沖で捕鯨を試みる。また、我が国初の水産学校、大日本水産学校を東京、大阪に設立した。明治二十二年、大阪で没した。「皇国千字文（神州正気千字本）」、「海図急務」、「水産図解」、「捕鯨図鑑」など多数の著作がある。

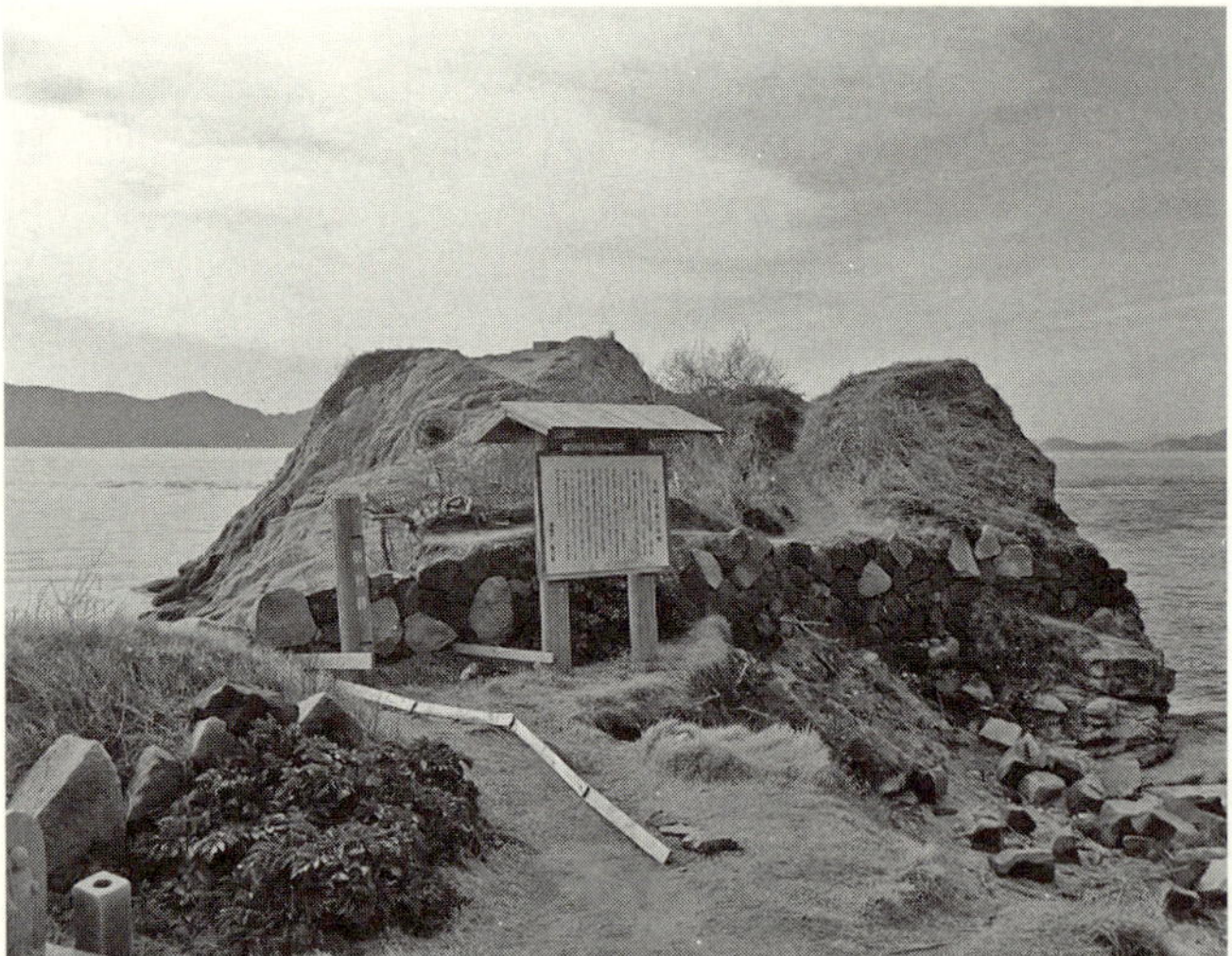
長崎ノ鼻砲台跡

高瀬の和気宥雄《わけゆうゆう》

和気宥雄（一八四二―一九二〇）は真言宗の僧侶で、法号は宥雄、号は積水という。三野郡麻村（三豊郡高瀬）で篠原甚蔵の三男として生まれる。幼少時から仏を信じ、十一歳の時に同郡の大野町（山本町）の阿弥陀院住職のもとで得度した。

その後、長崎に遊学し清国の周彬如について仏教と漢詩を習う。数年後に帰郷して、高松城下の大護寺に入る。さらに多度郡鴨村（仲多度郡多度津町）の道隆寺に移り、慈明和尚のもとで真言宗の教義を学ぶ。二十八歳の若さで道隆寺の第四十五世住職にのぼり、その後、累進して大僧正となった。明治二十三年には真言宗醍醐派管長となる。醍醐寺は八七四年、空海の孫弟子理源大師聖宝によって開基され、現在、世界文化遺産に登録される。宥雄は任を終えると、帰山して自坊で詩歌、茶道などを楽しみ、悠々自適の生活をして、大正九年没した。

【主な参考文献・資料】

高松市史編集室編　「高松医学医事史」　新修高松市史Ⅱ　昭和四一年

平松勘治　長崎遊学者事典　渓水社　平成一一年

佐々木礼三　「讃岐医人伝（一二）久保久安　休安」　香川県医師会誌　一三巻一号　昭和三五年

西岡幹夫　「讃岐の医学と蘭学（五）久保宗閑にはじまる長崎医師遊学」　香川県医師会誌　六六巻　平成二十五年

久保正彰　父たちとの語らい　栗山顕彰会発行　二〇一〇年

佐々木礼三　「讃岐医人伝（四〇）合田強と合田大介」　香川県医師会誌　一八巻四号　昭和三三年

富士川　游　「温恭　合田求吾先生」　中外医事新報医学　一二三九号　一九三七年

香川県史編室編　「合田　強　紅毛医言」　香川県史　第一五巻　四国新聞社　昭和六〇年

西岡幹夫　「讃岐の医学と蘭学（七）豊浜の合田兄弟」　香川県医師会誌　六六巻　平成二五年

西岡幹夫　「讃岐の医学と蘭学（一〇）解体新書の前に書かれた紅毛醫述」　香川県医師会誌　六七巻　平成二六年

胡　光　「紅毛医術の伝搬と長崎－合田求吾・大介を通して－」　開国と近代化（中村　質編）　吉川弘文館　一九九七年

片桐一男　江戸の蘭方医学事始　丸善　平成一二年

長与健夫　「『紅毛医術聞書』にみる合田大介のカンケル論」　日本医史学雑誌　四一号　平成七年
長与健夫　「合田求吾の『紅毛医言』について」　日本医史学雑誌　三八巻三号　平成四年
西岡幹夫　「平賀源内と杉田玄白（五）源内と小田野直武」　香川県医師会誌　六三巻三号　平成二二年
川嶌眞人　「中津藩　蘭学の光芒」　豊前中津医学史散歩　西日本臨床医学研究所　平成一三年
川嶌眞人　「日本最初の人骨図」　臨床整形外科　三七巻一一号　二〇〇二年
ヴォルフガング　ミヒェル　「屍骸を観る―根来東叔の『人身連骨眞形図』とその位置について」　中津市歴史民俗資料館分館「医家史料館叢書」　一一号　二〇一二年　http://wolfgangmichel.web.fc2.com/publ/books/49/49.htm　2014/02/21
井上芳郎　「解剖学と医学―今と昔」　二〇〇二年　http://hdl.handle.net/2115/337
松井喜三編　レオナルド・ダ・ヴィンチ解剖図集　みすず書房　二〇〇一年
井上香泉　讃岐松平藩士由緒録　高松大学出版会　平成一四年
占部日出明　高松藩藩士録：藩士から牢人まで　平成二二年
長崎大学医学部編　「西洋医学の伝来」　長崎医学の一〇〇年　一九六一年
西岡幹夫　「讃岐の医学と蘭学」　久保桑閑とその時代　平成二四年度第六一回企画展図録　高松市歴史資料館
西岡幹夫　「讃岐の医学と蘭学（二〇）　但馬来山と藩主御奥様の御産忘備録」　香川県医師会誌　六八巻　平成二七年

柴田勅夫　高松城下武家屋敷住人録（上）（下）　五星文庫　昭和五五年
白井　要　讃岐医師名鑑　高松製版　昭和一三年
高瀬町誌編集委員会編　「長崎遊学」　高瀬町史　昭和五〇年
西岡幹夫　「讃岐の医学と蘭学（六）　高瀬郷の白井家」　香川県医師会誌　六六巻　平成二五年
西岡幹夫　「讃岐の医学と蘭学（二八）　三豊郡麻村の西宇周造とその一統」　香川県医師会誌　七〇巻　平成二九年
森　幸雄　「明治初年の医療事情　医家安藤道啓堂」　三豊史談　第一号　二〇一〇年
西岡幹夫　「讃岐の医学と蘭学（四）　讃岐からの長崎遊学者（医師）」　香川県医師会誌　六六巻　平成二五年
西岡幹夫　「讃岐の医学と蘭学（一一）　我が国初の西洋人体解剖図と人骨図」　香川県医師会誌　六七巻　平成二六年
佐々木礼三　「讃岐医人伝（六）　松原亮斎　道齊一門」　香川県医師会誌　一一巻三号　昭和三三年
杉田玄白　蘭学事始（緒方富雄校註）　岩波新書　一九五九年
東西の古医書に見られる病と治療　https://www.lib.kyushu-u.ac.jp/hp_db_f/igaku/exhibitions/2007/exhib2.htm
紅夷外科宗伝の原典調査　スクルテタス外科書との対比　www.lb.nagasaki-u.ac.jp/search/ecolle/igakushi/scul/scul.html
佐々木礼三　「讃岐医人伝（一九）　尾池三家」　香川県医師会誌　一四号三号　昭和三七年

久保道生　「大野原の開拓　江戸初期の村の生活」　大野原郷土史講座　平成二七年
大野原町誌編集委員会編　「大野原地区の医薬家」　大野原町誌　昭和三一年
佐々木礼三　「長崎遊学の讃岐医人小伝」　香川県医師会誌　一一巻　昭和三三年
太田　剛　「井上春陽著「亜墨竹枝」の解説」　凌霄　一九号　平成二六年
佐々木礼三　「讃岐医人伝（一三）但馬来山」　香川県医師会誌　一三巻二号　昭和三五年
四国新聞社編　「花咲く東讃文化」　讃岐人物風景（七）　大和学芸図書　昭和五七年
大川町史編集委員会編　大川町史　昭和五三年
詫間町誌編集委員会編　新修詫間町誌　昭和四六年
川西村史編集委員会編　川西村史　昭和三二年
佐々木礼三　「岡内章平の長崎旅行懐中諸事情」　香川県明善短期大学紀要　二号　昭和四三年
佐々木礼三　「讃岐医人伝（一四）中桐文炳と絢海」　香川県医師会誌　一六巻　昭和三三年
川野正雄編　内海町史　昭和四九年
西岡幹夫　「江戸期の屋島四大医人」　香川の風土記　創刊号　平成二五年
緒方洪庵記念財団除痘館記念資料室編　大坂の除痘館　改訂第二版　平成二五年
佐々木礼三　「讃岐医人伝（一四）大平国吉　周禎」　香川県医師会誌　一三巻　昭和三六年
アン・ジャネッタ　種痘伝来〈廣川和花　木曽明子訳〉岩波書店　二〇一三年

シーボルト　江戸参府紀行〈斉藤　信訳〉東洋文庫　平凡社　二〇一〇年
西岡幹夫「天然痘と讃岐の種痘」香川の風土記　五号　平成二七年
柏原及也　柏原家の風景　上・下巻　昌平堂印刷　平成元年・二年
柏原及也　柏蔭物語（柏原家　家史）上・下巻　実業之日本事業出版部　平成一〇・一二年
西岡幹夫「明治の医学界に貢献した柏原門下の医人たち」香川の風土記　二号　平成二六年
佐々木良英「おたくさの花」香川県医師会誌　六五巻二号　平成二四年
高松市医師会記念誌編集実行委員会編　高松市医師会史　平成二年
檀紙村誌編集委員会編　檀紙村誌　昭和六一年
佐々木礼三「讃岐医人伝（一八）高坂駒三郎　那須家系」香川県医師会誌　一三巻　昭和三六年
香川県編「五．古代讃岐の人々」香川県史　一巻通史編　四国新聞社　昭和六三年
中山城山（青井常太郎校訂）綾君世紀　国譯　全讃史　藤田書店　昭和一二年
丸亀市医師会史編纂委員会　丸亀市医師会史　平成一四年
佐々木礼三「讃岐医人伝（四二）三井眼科一門」香川県医師会誌　一九巻　昭和四一年
呉　秀三「三井元孺先生及び其の一家に就きて」中外医事新報　第一一六一―三号　昭和五年
佐々木礼三「讃岐医人伝（二）三木良斉（三）三木方斉」香川県医師会誌　一〇巻四号　昭和三三年
西岡幹夫「讃岐の医学と蘭学（一五）中桐文炳　種痘と寒霞渓」香川県医師会誌　六七巻　平成二七年

土庄町誌編集委員会編　土庄町誌　昭和四六年
川野正雄編　池田町史　昭和五九年
とのしょうアート化計画　http://tonoshowart.com/whats.html
多度津郡・善通寺市医師会編纂委員会編　「多度津における医師の系譜」　多度津郡・善通寺市医師会史　平成二年
多度津町誌編集委員会編　「江戸時代の藩医と町医者」　多度津町誌　昭和六二年
多度津町産業課編　多度津今昔物語　二〇一六年
佐々木礼三　「讃岐医人伝（二二）　有馬摂蔵」　香川県医師会誌　一五巻　昭和三七年
大川町史編集委員会編　「富田中村の医業者」　大川町史　昭和五三年
西岡幹夫　「讃岐の医学と蘭学（八）　親子で長崎遊学　富田中村の六車家」　香川県医師会誌　六六巻　平成二五年
梅渓　昇ら　緒方洪庵と適塾　適塾記念会　一九九三年
創立一〇〇周年記念事業実行委員会編　高松市立仏生山小学校創立一〇〇周年記念誌　平成四年
尾形松斎　以呂波附　童蒙教草　http://dl.ndl.go.jp/info:ndljp/pid/75788
佐々木礼三　「讃岐医人伝（九）　蘭医ポンペと三好晋造」　香川県医師会誌　一二巻　昭和三四年
綾南町誌編集委員会編　「三好官兵衛」　綾南町誌　一九七八年

西岡幹夫「若き日の平賀源内」香川の風土記　四号　平成二七年
綾南町誌編纂委員会編「江戸末期から明治にかけての旧制度の医師」綾南町誌　平成一〇年
西岡幹夫「讃岐の医学と蘭学（二三）蘭医ポンペに学ぶ三好晋造と黒田程造」香川県医師会誌　六九巻　平成二八年
佐々木礼三「讃岐医人伝（一六）高坂柳軒」香川県医師会誌　一四巻　昭和三六年
西岡幹夫「香川県初の医学校とその創立に関った人達」香川の風土記　六号　平成二八年
市原輝士ら　香川県の歴史　山川出版社　昭和四六年
白井　要「梅荘　横山先生之碑」讃岐医師名鑑　昭和一三年
香川県神社庁編　明治維新一〇〇年記念香川県勤王志士功臣学舎等調査　昭和四二年
西岡幹夫「讃岐の医学と蘭学（一七）三井眼科一門と三井金鱗」香川県医師会誌　六八巻　平成二七年
琴平町史編集委員会編「二　近世　近代　現代　史料編　文化と宗教」町史ことひら　平成九年
家臣人名事典編纂委員会編　三百藩家臣人名事典　六　新人物往来社　一九八九年
四国新聞社編　讃岐人物風景　六　大和学芸図書　昭和五六年
四国新聞社編　讃岐人物風景　一〇　大和学芸図書　昭和五九年
高松市歴史資料館　第六四回企画展　知の巨人藤澤東畡展～没後一五〇年記念～図録　平成二五年
西岡幹夫「讃岐の長崎遊学者（医者以外）㈠」香川県医師会誌　七一巻　平成三〇年

西岡幹夫「讃岐の長崎遊学者（医者以外）(二)」香川県医師会誌　七二巻　平成三〇年

おわりに

第八代将軍吉宗は宗教関連以外の蘭書の輸入を認め、蘭書は若者層にも浸透し、蘭学勃興への足がかりとなる。そして、諸外国の文化や学問は長崎を通じて我が国に伝えられ、これらを長崎で直接習得したいという学究の徒は後を絶たなかった。

今回、讃岐における長崎遊学について調べてみると、江戸中期から始まり、末期までの約百年間に五十八名が遊学した。医師が四十九名で、他は儒者三名、僧侶二名、天文学、数学、本草学、水産学の各一名である。限られた家系の、限られたエリートがこれを可能にしたと言えよう。勇んで出かけるものの、遠い他国への旅、水杯を交し家族と別れたに違いない。なお、「長崎遊学者辞典」によると、全国からの長崎遊学者は一、〇五二名で、県単位で見ると、香川県はベスト五に入りいささか驚く。

拙宅の近くに、讃岐から始めて長崎遊学をした久保桑閑やシーボルトに学んだ柏原謙好の屋敷跡があり、近年、長崎遊学者に興味を持つ。そして、これら学徒の来歴や活動を調べる。彼らは京、大阪などで学び、さらに新しい学問を長崎に求める。何代かにわたり、また、親子や兄弟ともども遊学した家系がある。

これら学徒は帰郷後にはそれぞれの分野のリーダーとして活躍し、著書や詩歌を残す。また、十七日間の旅日記、「長崎道中記」や藩主松平頼恕の奥方の診療録、「御奥様拝診備忘録」などは当時を知る貴重な資料として興味深い。それにつけても、彼らの生き様からは学ぶことは多い。暇に任せて、その出生地や活躍した現場を訪ね、時には、故人の墓にお参りした。

さて、本著「讃岐の医学と蘭学」は遊学者の実態を随筆風にまとめた記録で、香川県医師会誌に約六年間、シリーズで記載したものを、今回、少々加筆して一冊の本に纏めた。遊学者は概ね生年月日順に、主な参考文献もそれに沿って記載した。

本著の執筆に当たっては、佐々木礼三氏が昭和三十年前後の香川県医師会誌に掲載した「讃岐医人伝」に負うところが多く、佐々木氏に万謝したい。加えて、香川県史、各市町村史なども参考にしたが、私の勘違いによる間違いもあろう。加えて、この時期に長崎遊学した讃岐人はまだ他に居るかもしれない。お気づきの点があれば、ご指摘いただきたい。

最後に、本随筆の企画や出版に当たって、お力添えをいただいた岩崎泰憲、内海健二、太田　剛、小川太一郎、柏原荘一、片山泰弘、金崎智裕、川嶌眞人、木下義晴、合田昭作、後藤伸雄、佐々木良英、田山泰三、津川　力、冨田忠孝、野口雅澄、松原奎一、矢田智行、山崎敏範、山本哲司の各位並びに、香川県医師会、高松市歴史資料館の諸氏に深甚なる謝意を表したい。

平成三十一年一月吉日

西岡　幹夫

著者紹介

西岡幹夫（にしおかみきお）
山口県出身。香川医科大学教授（第三内科学）、愛媛労災病院院長などを経て、現在、NHK文化センター高松教室講師、高松大学生涯学習教育センター講師、香川医科大学（現香川大学）名誉教授。

讃岐の医学と蘭学

二〇一九年一月三十一日　初版発行

著　者　西岡　幹夫
発行所　株式会社　美巧社
〒七六〇―〇〇六三
香川県高松市多賀町一―八―一〇
TEL　〇八七―八三三―五八一一
FAX　〇八七―八三五―七五七〇

印刷・製本　株式会社　美巧社

ISBN 978-4-86387-103-8 C1021

定価は表紙カバーに記載しております。